Manuel Schoch

Zwei Welten

Manuel Schoch

und Martin Frischknecht

Zwei Welten

Edition Spuren

Zweitausgabe

Edition Spuren
Bahnhofplatz 14, CH-8400 Winterthur
www.spuren.ch

Der Text dieses Buches entstand in Gesprächen des Autors mit Martin Frischknecht.
Erika Fankhauser hat die Gesprächsprotokolle notiert, Martin Frischknecht besorgte die Endfassung.

Lektorat: Karin Breyer, Freiburg i. Br.
Umschlagbild: Iren Monti
Schutzumschlag: Marco Perini

ISBN 978-3-905752-05-2

Inhalt

Walter, Manuel, Mensch

Ich heiße Walter Müller. Am 18. August 1946 bin ich in Luzern, einer katholischen Stadt in der Mitte der Schweiz, zur Welt gekommen. Die Umstände meiner Geburt waren alles andere als glücklich. Die meiner Kindheit ebenfalls nicht. Das lässt sich nachlesen in verschiedenen amtlichen Dokumenten, die ich vor kurzem erst zu Gesicht bekam. Bevor mir Kopien dieser Papiere ausgehändigt wurden, musste ich so etwas wie eine kleine Prüfung bestehen. Die zuständige Beamtin versuchte im Voraus zu ergründen, wie ich wohl auf die Tatsachen meines Lebens reagieren würde. Sie wollte wissen, ob ich die Wahrheit ertragen würde. Andere Kandidaten, die sie aufsuchten, waren nicht zurechtgekommen mit der Wahrheit ihres Lebens – und hatten sich umgebracht.

Diese Gefahr besteht bei mir nicht. Ich bin im Frieden mit dem, was war, und das Wesentliche meiner Kindheit ist mir vertraut. Ich habe mich daran erinnert und ich habe mich danach erkundigt. Es war schrecklich. In den ersten Jahren meiner Kindheit wurde ich bedroht, geschlagen, misshandelt, und da war kein erwachsener Mensch, der sich um mich gekümmert oder mir geholfen hätte. Wie sollte ich das auch vergessen können? Das Trauma meiner Kindheit hat mich seit je begleitet. Es raubt mir den Schlaf, und es zeigt mir, wer ich wirklich bin.

Ich heiße Manuel Schoch. An einem Sommertag des Jahres 1952 um die Mittagszeit bin ich in Zürich zur Welt gekommen. Da war ich ein sechsjähriger Junge. Die Umstände meiner Geburt waren äußerst glücklich: Vor mir auf einem Tisch stand ein Teller mit Salzkartoffeln, einem Spiegelei und Spinat – ein Essen, wie ich es zuvor weder gesehen noch gerochen, geschweige denn geschmeckt hatte. Herrlich. Und von diesem Essen an wurde alles nur noch schöner. Ich wurde zum einzigen Sohn einer reichen Berner Ärztefamilie und lebte in einem stattlichen Haus mit Park. Später heiratete ich so etwas wie eine französische Prinzessin. Wir waren glücklich bis ans Ende aller Tage.

Dieses Ende kam ziemlich bald, doch das ist eine andere Geschichte. Ich werde sie zu gegebener Zeit erzählen.

Heute bin ich verheiratet mit einer griechischen Frau. Wir haben einen Sohn, wir arbeiten beide als Therapeuten und pendeln zwischen Zürich, Athen und London. Mein Leben ist erfüllt, ich kann von mir sagen, dass ich glücklich und zufrieden bin.

Ich bin nicht Walter Müller, und ich bin nicht Manuel Schoch. Ich bin ein Mensch. Als Mensch wurde ich geboren unter den widrigsten Umständen. Aber auch schöne Erlebnisse haben es mir immer wieder bestätigt: Ich bin nicht der, der ich zu sein scheine. Meine Essenz, das, was mich im Innersten ausmacht, liegt jenseits meiner Erscheinung. Es ist ein lebendiger Kern, der nicht mir gehört und der mich mit allem verbindet. Mir geht es um diesen Kern in unverstellter Reinheit. Davon handelt dieses Buch. Wenn ich von Walter Müller und von Manuel Schoch erzähle, so tue ich es, um am Beispiel meiner Lebensgeschichte diesen Kern sichtbar zu machen.

Das Außergewöhnliche dient mir dazu, das Allergewöhnlichste herauszuschälen, das in uns allen steckt und uns doch so wenig vertraut ist. Mystiker und Weise aller Zeiten haben davon gesprochen. Sie nannten es «Gott», «Erleuchtung» oder «höchste Vereinigung». Wir glauben, dass es sich hierbei um die ekstatischen Erfahrungen einiger weniger Auserwählter handelt. Diesem weit verbreiteten Vorurteil widerspreche ich und sage: Ich bin ein Mensch. Nicht mehr, aber auch nicht weniger. Genau wie Sie. Wie Sie muss ich jeden Tag sterben, und wie Sie werde ich Tag für Tag neugeboren. Als Mensch. Etwas Schöneres weiß ich nicht.

Die Schande meiner Eltern

Zu mir hätte es nicht kommen sollen, so etwas wie ich durfte einem damals nicht passieren... Im Winter 1945, kurz nachdem in Europa der Krieg zu Ende gegangen war, hatte der Bauernbursche Walter Müller die Tochter eines Luzerner Automechanikers, Doris Schilling, geschwängert. Liebe hin oder her, es war eine ungute Geschichte, von Anfang an. Die beiden hatten sich auf einem Fest kennen gelernt. Als Doris mit mir schwanger ging, war sie knapp 18 Jahre alt und hatte den ersten Versuch der Selbsttötung hinter sich.

Walter Müller, ihr heimlicher Geliebter, galt als Tunichtgut. Er kam aus dem Zuger Land nach Luzern und soll sich als Aushilfskraft bei der Schifffahrtsgesellschaft Vierwaldstätter See betätigt haben. Er war vorbestraft. Man sprach von einer Unterschlagung. Genaueres ist nicht bekannt. 1948 setzte er sich ab – und war verschwunden, wie es hieß, nach Amerika. Kürzlich habe ich, einem Hinweis der Verwandtschaft folgend, in der Schweiz nach ihm gesucht. Das Genfer Telefonbuch

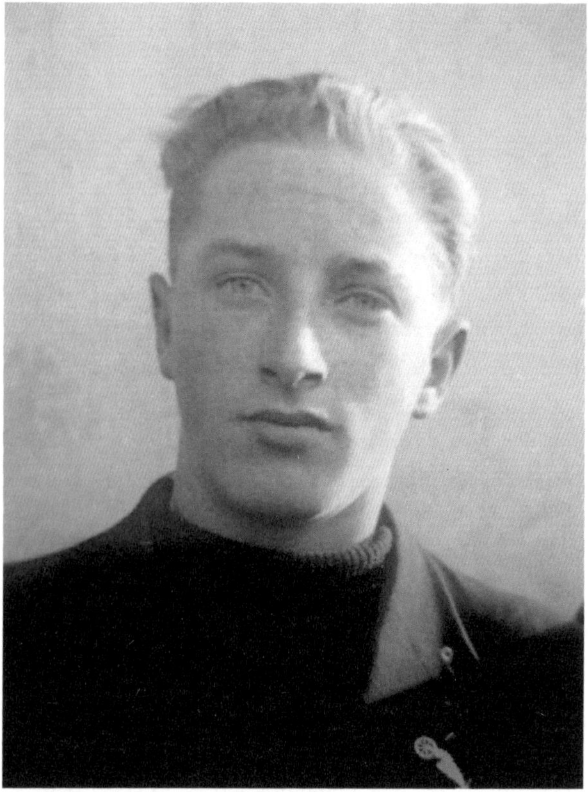

Die leiblichen Eltern: Walter Müller und
Doris Schilling mit klein Walter als Säugling.

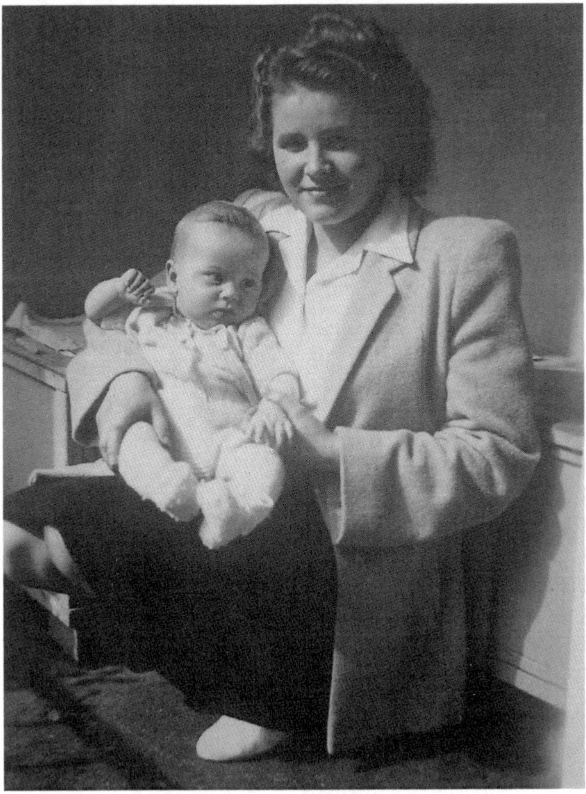

verzeichnet mehrere «Walter Müller». Ich habe Kontakt zu ihnen aufgenommen und gefragt: «Sind Sie mein Vater?» Fehlanzeige.

Ende der vierziger Jahre gab es in Luzern einen Walter Müller. Das war ich. Ich kam am 18. August 1946 zur Welt, heimlich, im Spital. Meine Mutter Doris war während der letzten vier Monate ihrer Schwangerschaft in einem Zimmer der Familie Schilling eingesperrt gewesen. Die Schillings waren ein alteingesessenes, ehrwürdiges katholisches Geschlecht. Niemand durfte von der Schande etwas erfahren. Mich gab es nicht – weder als Spross einer Familie noch als rechtmäßiges Mitglied der Gesellschaft einer Kleinstadt des Landes im katholisch konservativen Teil der Schweiz.

Bei anderen Familien herrscht Freude, wenn ein Kind zur Welt kommt, Geburtsanzeigen werden verschickt, die stolzen Eltern werden überhäuft mit Glückwünschen. Ich war ein Unglück. Mich gab es nur als Schande.

Ich sage das nicht, um Mitleid zu erregen, auch nicht, um in Selbstmitleid zu baden. Ich stelle es lediglich fest. Es ist wichtig, diesen Hintergrund zu kennen, um zu verstehen, was meine Eltern bewegte und was aus mir wurde.

Als meine Mutter im siebten Monat schwanger war, bemerkte sie bei einem Gang auf die Toilette, dass die Wohnungstür nicht abgeschlossen war. Sie konnte fliehen, ging zum See, sprang ins Wasser, um sich zu ertränken.

Dieser Selbstmordversuch misslang. Sie wurde von der Familie in die Wohnung zurückgebracht, wo sie bis zu meiner Geburt eingesperrt blieb. Unmittelbar nach der Geburt, also noch am gleichen Tag, kam ich ins Heim. Das lag irgendwo in der Stadt Luzern an einem Hang. Das Heim wurde privat geführt, für die Erziehung waren katholische Ordensfrauen zuständig. Unter deren Obhut verbrachte ich die ersten sechs Jahre meines Lebens.

Nur wenige Menschen können sich heute noch vorstellen, was die Geburt eines unehelichen Kindes in jener Zeit bedeutete. Sex vor der Ehe war ein fataler Fehltritt. Meine Eltern wurden dafür hart bestraft. Mein Vater musste in die Verbannung, meine Mutter verbüßte eine Haftstrafe von mehreren Monaten. Danach hatte sie reumütig unter der Fuchtel ihrer Familie zu verharren. Als ich bereits aus deren Leben verschwunden war, entschieden die beiden Familien, Walter und Doris hätten zu heiraten. So geschah es auch. Ob die Absicht bestand, mich dereinst in diese Familie aufzunehmen, weiß ich nicht. Die Verbindung währte kaum ein paar Monate. Die frisch Vermählten hatten noch nicht einmal eine gemeinsame Wohnung bezogen, da hatte sich Walter Müller aus dem Staub gemacht.

Mich traf die schwerste Strafe: sechs Jahre in einem Knast für Kinder. Natürlich war das nicht der offizielle Sprachgebrauch. Von Amts wegen bekam ich zur Geburt einen Vormund zugeteilt und wurde in ein Kinderheim aufgenommen. Unter den gegebenen Umständen galt dieses Heim für jemanden wie mich wohl als bestmögliche Lösung. Von außen betrachtet, war ich in guten Händen. Die Schwestern verfügten über die Erfahrung und die Mittel, Kinder wie mich aufzuziehen; vermutlich wäre meine damals noch minderjährige Mutter mit mir überfordert gewesen. Umso mehr, als die erzwungene Ehe mit ihrem Geliebten nur von kurzer Dauer war. Zwei Jahre nach dem Verschwinden meines Vaters heiratete sie erneut und wurde Mutter von sechs weiteren Kindern. Für mich gab es in jener Familie jedoch keinen Platz. Ich existierte einzig als Schande in der Ferne, was Doris Schillings neuer Mann immer wieder als Druckmittel erwähnte, um seine Frau still und gefügig zu halten.

So weit die offizielle Sicht der Dinge. Das Heim war die Hölle. Ich sage das nicht leichtfertig. Ich spreche als Überlebender. Inmitten der vermeintlich behüteten Schweiz, – in einem Land, das soeben den schrecklichsten Krieg, den die Welt je gesehen hatte, so gut wie unbeschadet überstanden hatte – gab es ein Kinderheim, in dem der nackte Terror herrschte. Nichts von Güte, Fürsorge und christlicher Nächstenliebe. Nein, in diesem Heim regierte das Böse, und wir Kinder waren ihm schutzlos ausgeliefert. Soweit ich heute informiert bin, wurde das Heim, kurz nachdem ich ihm entkommen war, wegen Verwahrlosung der Insassen von Amts wegen geschlossen.

Meine frühesten Erinnerungen an das Kinderheim reichen zurück ins Alter von drei Jahren. Wir Kinder lagen in einem Schlafsaal – jedes allein in seinem Gitterbettchen. Wir sollten ruhig sein und schlafen. Alles andere war verboten. Eine Schwester ging durch den Raum, trat von einem Bett zum nächsten. In ihrer Hand blitzte ein Messer. Sie drohte, jeden mit dem Messer umzubringen, der sich nicht ans Schweigen halte und nicht sofort einschlafe. Ich wollte die Augen weit offen halten, um zu sehen, wo die schwarze Frau mit dem Messer steckte. Kam sie in meine Nähe, schloss ich rasch die Augen und stellte mich schlafend. Obwohl sie leise war und zwischen den Betten hindurchschlich, konnte ich sie hören. Es war das Rascheln ihrer Röcke. Sie trat an mein Bettchen. Innerlich zitterte ich. Ich hatte Angst. So blieb ich stumm und starr liegen. Atemlos wartete ich, bis sie weiterging. Reglos hatte ich überlebt.

Wir hatten im Heim permanent Hunger. Am Abend gab es, wenn man Glück hatte, Brot und Milch, zum Mittagessen vielleicht einige Pellkartoffeln. Wahrscheinlich besserten die Schwestern ihr Einkommen auf, indem sie uns das wenige, das uns von Amts wegen zustand, noch vom Mund absparten. Einmal gab es zum Abendessen ausnahmsweise Birchermüsli. So etwas kam äußerst selten vor, und es wird wohl ein Sonntag gewesen sein. Wir Kinder begannen zu essen, merkten aber sofort, dass das Müsli versalzen war. Jemand musste in der Küche den Zucker mit dem Salz verwechselt haben. Da ich damals als Fünfjähriger fast der Älteste der Gruppe war, stand ich auf und sagte zu einer der Schwestern, das Müsli sei versalzen. Ohne lange zu überlegen, schlug mich die Schwester und sagte, ich solle nicht frech werden. Aus Angst aßen die anderen Kinder unter Würgen weiter. Ich spie der Schwester das Müsli, das ich noch im Mund hatte, an den Kopf. Da merkte auch sie, dass es versalzen war. Wir durften aufhören, aber es gab nichts anderes mehr zu essen.

Da es im Heim nur einen kleinen Garten

gab, mussten wir täglich eine Stunde außerhalb des Geländes spazieren gehen. Wir gingen in Zweierreihen. Eines Tages, als wir entlang einem Hang liefen, sah ich eine Gruppe von drei Jungen und drei Mädchen vor uns. Mir schienen sie nahezu erwachsen zu sein. Eines dieser Mädchen wurde über den Wegrand gestoßen und kullerte den Hang hinunter. Ich erlebte das nicht als Spiel, sondern dachte, die anderen würden dieses Mädchen quälen. So ging ich zu einer Schwester, erzählte ihr, was geschehen war, und forderte sie auf, dem Mädchen beizustehen. Die Schwester verabreichte mir daraufhin ohne Zögern eine Ohrfeige.

Um mich einzuschüchtern, erzählten mir die Schwestern, wenn ich so weitermachte, werde bald Sankt Nikolaus kommen und mich bestrafen. Das war mitten im Sommer. Um die Drohung sogleich wahr zu machen, wurde ich in ein Zimmer geführt, die Türe ging auf und herein kam tatsächlich Sankt Nikolaus. Vor dem großen Mann im roten Mantel mit dem langen weißen Bart hatte ich panische Angst. Ich zitterte, als er zu mir sprach. Meine Angst hielt an bis zu dem Augenblick, als die Schwestern mir erneut drohten und sagten, wenn ich mich nicht sofort besserte, werde Sankt Nikolaus mich mitnehmen. Da dachte ich: Schlimmer als hier kann es selbst bei Sankt Nikolaus nicht sein. Ich war innerlich bereit, von ihm gepackt zu werden und mit ihm zusammen das Haus für immer zu verlassen.

In dem Zimmer befanden sich zwei Schwestern, eine Frau, die ich nicht kannte, und ein Mann. Vor mir stand also dieser Sankt Nikolaus. Unter seinem roten Umhang entdeckte ich eine Hose, die mir bekannt vorkam. Ein Mitarbeiter hatte diese Hose bereits am Morgen getragen. Ich dachte: Vor dem brauchst du keine Angst zu haben. Offensichtlich gehört diese Person hier dazu – und alles ist nur ein dummes Spiel. Wenn ich jedoch jetzt nicht vor Angst schreie, werden die Schwestern noch ekliger und brutaler zu mir. Also habe ich geschrien ... Worauf sie sagten: «Gut, wir lassen dich noch einmal ungeschoren.» Das mussten sie wohl, wohin hätten sie mich auch bringen wollen? Was nicht heißen will, die Schwestern und ihr allgegenwärtiger Terror hätten mich nicht beeindruckt. Ganz im Gegenteil. Ich glaube, ein Kind hat zwei Möglichkeiten, auf eine derart überwältigende Bedrohung zu reagieren. Die eine ist die Verschwörung und Kooperation mit den anderen Kindern. Die zweite Form der Abwehr liegt in dem, was in der Psychiatrie Abspaltung genannt wird. Ich habe beide

Wege für mich genutzt, sofern sie mir offen standen. Je älter ich wurde, desto stärker habe ich mich um das Wohl der anderen Kinder gekümmert und versucht, sie und mich selbst vor der Unterdrückung durch die Schwestern zu schützen. Das konnte ich nur, da sich mir früh ein Fluchtweg auftat, der mein Leben nachhaltig verändert hat bis auf den heutigen Tag.

Die Schwestern kamen abends in den Schlafraum und drohten, wenn wir nachts ins Bett machten oder nicht ruhig schlafen würden, kämen die bösen Geister und würden uns in Stücke reißen. Natürlich jagte mir das wie allen anderen Kindern einen enormen Schrecken ein. Zugleich merkte ich früh, dass die Schwestern uns anlogen, denn ich erlebte das pure Gegenteil: Die Geister waren nicht böse. Die Schwestern waren es. Dank der Geister wusste ich bald, dass mir im Grunde nichts passieren konnte.

Verängstigt und starr lag ich nachts in meinem Bettchen, als sich unversehens neben mir eine Lichterscheinung zeigte. Ich sah eine strahlende Gestalt – eine Gestalt wie die eines Menschen, aber durchsichtig. Mich beeindruckte weniger die sichtbare Erscheinung. Mit ihr einher gingen ein unglaubliches Gefühl und eine tiefe, tröstliche Empfindung von: Du brauchst keine Angst mehr haben, es ist alles gut so. Die Schwestern könnten dich zu Tode schlagen – und es würde dich nicht wirklich zerstören ... Als ich dies einmal tief in mir wahrgenommen hatte, entstand in mir so etwas wie absolutes Vertrauen. Mit einher ging eine absolute Stille – was mich vermutlich gerettet hat. Die Schwestern konnten mich anschreien, vor mir toben, und ich habe es gar nicht gehört. Einzig ihre Mundbewegungen habe ich gesehen. Ich fühlte mich wie in einer schützenden Kugel, in einem Mantel geborgen, der mich sicher umhüllte. In diesem Zustand habe ich die Schwestern nicht mehr einfach als Körper wahrgenommen; vielmehr habe ich das gesehen, was hinter und über ihren Körpern war: ihre «Qualitätsaura», wie ich es heute nenne. Von dieser Ebene aus war es mir möglich, mich durch ihre Angriffe nicht erschrecken zu lassen. Ich konnte auf sie sogar versöhnlich reagieren.

Auf diese Weise bewegte ich mich mit schlafwandlerischer Sicherheit durch die sechs Jahre im Kinderheim. Was im Heim Schlimmes geschah, hat mich wohl berührt, aber nicht im Kern meines Wesens erreicht. Dort wusste ich mich zunehmend aufgehoben, bewahrt und unversehrt. In der Psychiatrie würde man in meinem Fall wohl von Abspaltung sprechen, das heißt, die kindliche Seele kapselt sich in der Folge traumatischer Erlebnisse ein; sie will sich schützen, indem sie sich in sich selbst zurückzieht und unerreichbar wird. Man kann das so verstehen. Ich sehe vielmehr, dass ich mich mit dem, was sich um mich abspielte, nicht identifizierte, und dass mich diese Haltung davor bewahrte, an den schrecklichen Erlebnissen zu zerbrechen. Rückblickend kann ich sagen: Zum Glück war es so, sonst wäre ich in meinem Leben nicht dorthin gekommen, wo ich heute bin.

Der Druck der äußeren Umstände verhalf mir zu einer Wahrnehmung durchzustoßen, die mir sonst wohl verschlossen geblieben wäre. Das Erkennen feinstofflicher Energiefelder, die Verbindung mit Geistern und die Vermittlung zwischen den Ebenen sind uns als Kind eine Selbstverständlichkeit. Erst wenn wir heranwachsen, entfernen wir uns von diesen Bereichen; und nach und nach geraten sie in Vergessenheit. Für mich war es eine Frage des Überlebens, die Verbindung zum feinstofflichen Reich aufrechtzuerhalten. Diese Wahrnehmung hat mich mein Leben lang nicht mehr verlassen.

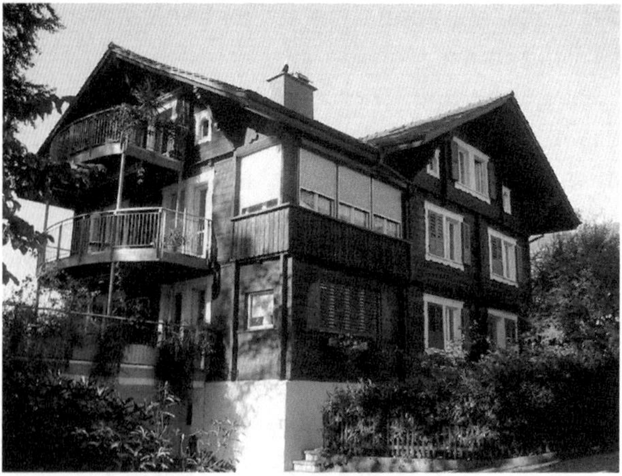

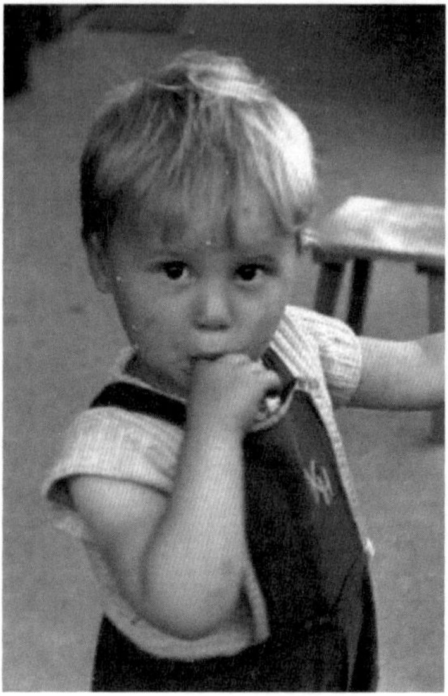

Die Jahre im Kinderheim. Auf den Gruppenbildern ist der Autor ganz rechts abgebildet.

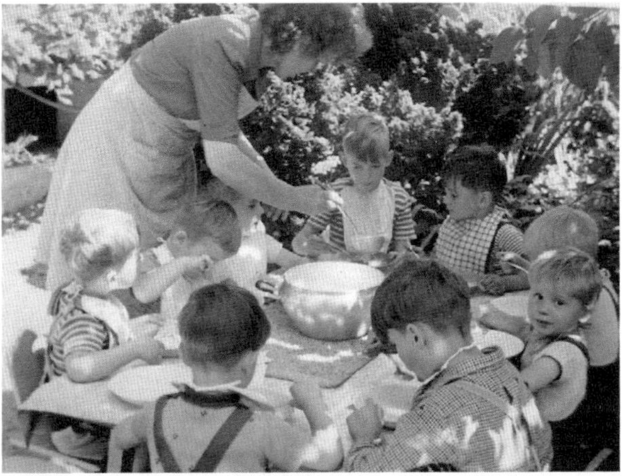

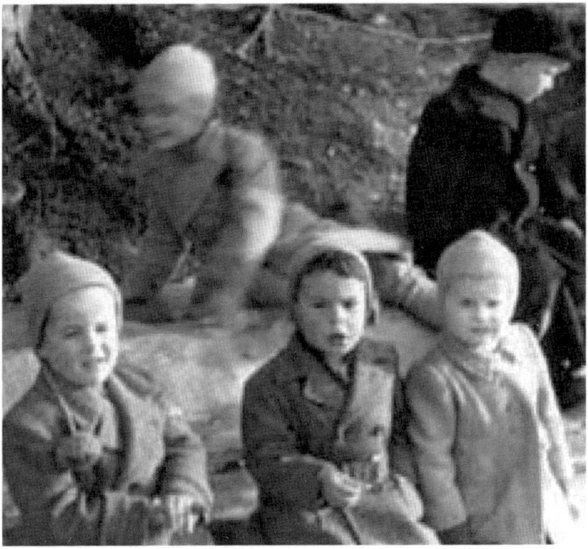

Dumm, aber lieb

Irgendwann wurde ich im Heim getauft. Meine Mutter behauptet, ich sei zunächst katholisch getauft worden, später evangelisch. Ich glaube das nicht. Für rechtgläubige Katholiken befand ich mich als Bastard außerhalb der Kirche, und so sollte es auch bleiben. Fest steht, dass ich evangelisch getauft wurde, und das geschah mit der Absicht, mich für eine Adoption durch eine evangelische Familie vorzubereiten.

Als Sechsjähriger zählte ich im Heim mittlerweile zu den ältesten Kindern. Eines Tages hatten wir uns in einer Reihe aufzustellen, und so fanden wir uns einer Gruppe von Erwachsenen gegenüber, die uns begutachtete. Mein Blick traf sich mit dem Blick einer älteren Frau, die mir interessiert und liebevoll in die Augen schaute. Zu dieser Frau wollte ich, und offensichtlich wollte sie mich. Sie wollte mich als ihr Enkelkind. Meine Adoptivmutter kommt in diesen Bildern der ersten Begegnung nur am Rande vor. Großmutter und ich, wir hatten uns gefunden.

Einige Tage später wurde ich von Luzern

nach Zürich gebracht. Das war im Sommer 1952. Im Restaurant Olivenbaum, einem alkoholfreien Lokal des Zürcher Frauenvereins am Stadelhofen, wurde mir zum ersten Mal in meinem Leben ein richtiges Essen vorgesetzt: Vor mir stand ein Teller mit Salzkartoffeln, Spinat und Spiegelei. Das alles war für mich allein. Ich konnte es kaum glauben und habe es nie mehr vergessen. Ich roch, staunte, schmeckte und aß den Teller leer. Mit diesem Essen begann für mich ein neues Leben.

Bei meiner Adoption muss der Frauenverein als vermittelnde Stelle seine Hand im Spiel gehabt haben. So jedenfalls erkläre ich mir den Umweg über Zürich, wo damals der Frauenverein sein Hauptquartier hatte und ich meiner neuen Familie übergeben wurde. Meine leibliche Mutter und weitere Mitglieder meiner Ursprungsfamilie sollten durch dieses Manöver wohl im Unklaren gehalten werden, wohin es mich führte: Die Reise ging nach Bern in das Haus einer begüterten Arztfamilie.

Nach dem Essen fuhren wir zu dritt los. Meine «zweite» Mutter saß am Steuer, ich saß neben Großmutter hinten im Wagen. Wir kamen in Bern an, und als Erstes fuhren wir in die Innenstadt. Dort wurde ich in einem Laden vor einen Spiegel gesetzt. Ich hatte keine Ahnung, worauf ich mich da einließ. Ein Mann in einem weißen Kittel mit einer Schere in der Hand trat auf mich zu. Ich verfiel sofort in Panik, denn das erschien mir, geprägt vom Heim, gefährlich bekannt. Ich sprang aus dem Sessel und flüchtete aus dem Laden, alle Erwachsenen hinter mir her. Als sie mich eingeholt hatten, erklärten sie mir, dies sei ein Friseur, der mir meine langen Haare schneiden werde. Widerwillig ließ ich mich auf die Prozedur ein. Als Belohnung erhielt ich einen Stoffbären. Der Teddy ist das erste Geschenk überhaupt, an das ich mich erinnern kann. Ich war begeistert.

Nach dem Haareschneiden gingen wir zum Zytgloggeturm mitten in der Berner Altstadt. Dort hatte mein Adoptivvater seine Arztpraxis, und dort lernte ich diesen groß gewachsenen Mann kennen. Er war Professor der Dermatologie an der Universität Bern und hatte eine große, gut gehende Praxis. Wir holten Vater ab und fuhren zusammen aufs Land in Richtung Zollikofen zu einem Patrizierhaus. Dieses geräumige Haus, die «Waldegg», war für mich ein unglaublicher Anblick. Wir wurden begrüßt von einem Hund, der vor Freude an mir hochsprang. Mein Vater hielt mich am Arm fest und versetzte dem Hund einen Tritt. Er dachte wohl, ich würde mich vor dem Hund ängstigen. Tatsächlich war das Gegenteil der Fall – ich hatte keine Angst und mochte das Tier. Mich hat erschüttert, dass dieser Mann, den ich nicht kannte, dem Hund einen Fußtritt versetzte.

Wir gingen ins Haus, und wahrscheinlich war ich todmüde. Man zeigte mir mein Zimmer – ich bekam ein eigenes Zimmer! Ich wusste nicht einmal, was man unter einem Zimmer verstand. Es war ein großes Zimmer mit einem Bett. Dann sagte meine Mutter: «Jetzt musst du die Zähne putzen.» Ich stand auf dem Bett, und sie kam mit einer Zahnbürste auf mich zu. Da staunte ich nur. Sie forderte mich auf, den Mund zu öffnen. Misstrauisch fragte ich mich, was das wieder sollte – wie bereits beim Friseur bezüglich der Schere, später auch beim Zahnarzt. Wie eine Katze war ich stets in Alarmbereitschaft. Was wollte meine Mutter mit diesem Bürstchen? Sie putzte mir die Zähne. Dann legte ich mich ins Bett.

Am nächsten Morgen kam sie ins Zimmer und kleidete mich an. Wir stiegen die Treppe hinunter und gingen raus in einen großen Garten. Es gab einen Pavillon, und aus einem Teich mit Goldfischen stieg die Wassersäule eines Springbrunnens in die Höhe. Das Wetter war fantastisch. Im Pavillon saß mein Vater beim Frühstück. Es roch nach Kaffee. Ich wusste nicht, was das war, denn diesen Duft hatte ich nie zuvor in meiner Nase – es roch faszinierend. Und da waren dieser Garten, das riesige Haus, zwei Bedienstete, ein Gärtner, eine Köchin. Ich stand nur da und staunte.

Natürlich verstand ich nicht, wie mir geschah – wie hätte ich es auch verstehen sollen? Es fehlte mir mangels Erfahrung doch jeder Bezug zur neuen Lebenssituation. Ich beschloss, es müsse sich um einen befristeten Aufenthalt, um eine Art Erholungsurlaub handeln, und innerlich wartete ich nur darauf, eines Tages wieder ins Heim zurückgebracht zu werden. Meinen Adoptiveltern erzählte ich davon nichts, doch aus meinem Verhalten konnten sie wohl schließen, dass ich noch keineswegs bei ihnen angekommen war. Ich weigerte mich, mich den neuen Verhältnissen anzupassen, weil ich annahm, irgendwann müsse ich sowieso wieder gehen. Meine Eltern erklärten mir wiederholt, ich dürfe bleiben, wenn es mir gefalle. Es war für mich unvorstellbar, dass ich mich selbst entscheiden durfte – stets hatten doch andere Entscheidungen über mich getroffen.

Nacht für Nacht überkamen mich Panikattacken. Ich wachte auf, schrie, stieg aus dem Bett, ging zum Fenster und versuchte, zu flüchten. Das Fenster musste fest verriegelt werden, und

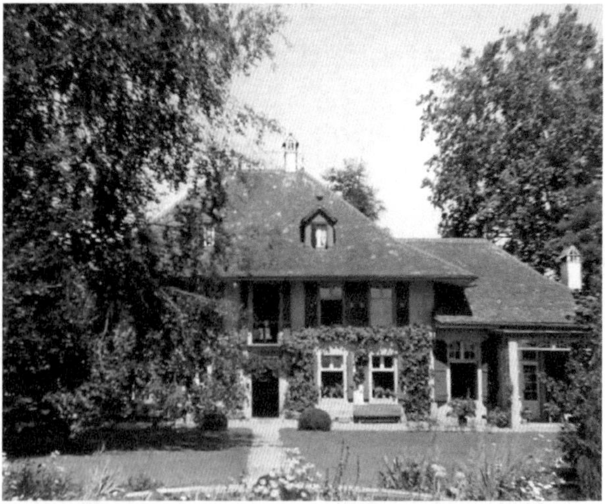

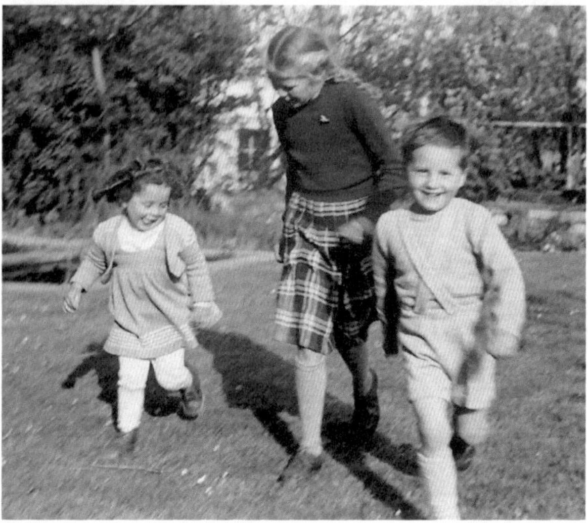

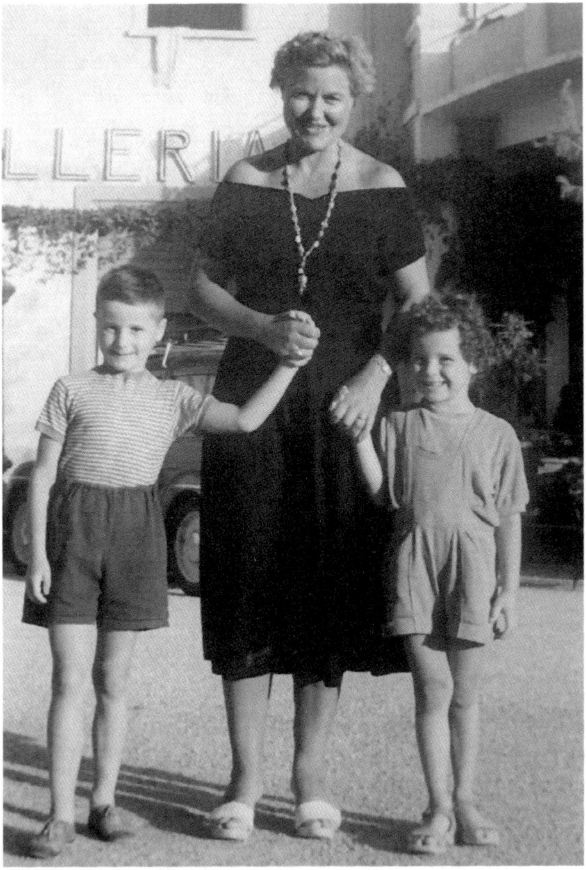

Katharina (Käthi) Schoch mit ihren Kindern Manuel und Henriette (Jetti) an der Adria.

Links: die Schoch-Kinder mit Freundin im Garten der «Waldegg», dem herrschaftlichen Landsitz der Familie bei Bern

Adrien, mein Adoptivvater, kam jede Nacht zu mir ins Zimmer, um mich zu beruhigen.

Wenn etwas geschah, das ich nicht verstand, oder wenn die Eltern mir etwas verboten, konnte ich mitunter eine Stunde lang irgendwo sitzen, die Wand anstarren und nichts mehr sagen. So hatte ich es im Heim ja gelernt. Man begehrte nicht auf, man wehrte sich nicht, und wenn man etwas Unerlaubtes getan hatte, musste man sich in die Ecke stellen. Ich tat das auch nachher noch lange, dagegen kamen meine Eltern nicht an.

Nachdem ich etwa zwei Wochen bei meinen Adoptiveltern gelebt hatte, zerbrach in unserem Haushalt eine schöne chinesische Tasse. Käthi, meine Mutter, fragte, wer das gemacht habe. Auf eine solche Frage kam von mir selbstverständlich keine Antwort. Dadurch machte ich mich äußerst verdächtig. Als der Gärtner dann noch sagte, ich sei es gewesen, schien der Fall klar. Käthi kam zu mir und sagte, ich solle besser aufpassen. Danach war ich einen halben Tag lang verschwunden und nicht mehr ansprechbar. Eine Woche später gab der Gärtner zu, dass er die Tasse zerbrochen hatte.

Als ich einmal tatsächlich etwas getan hatte, das meinen Eltern missfiel, verkroch ich mich in meinem Zimmer, zog den Kopf ein und wartete, bis das «Unwetter» vorüber war. Als ich zum Essen gerufen wurde, blieb ich in meinem Zimmer. Meine Mutter holte mich. Ich ging davon aus, zumal ich nicht gehorcht hatte, bekäme ich auch nichts zu essen. Behutsam erklärte mir Mutter, dass es hier anders sei als im Heim. Durch solche Ereignisse wurde ihr allmählich bewusst, dass ich keineswegs übertrieb, wenn ich von den Zuständen im Heim erzählte. Der Sommer ging vorüber, und ich war glücklich am neuen Ort. Mein Glück steigerte sich noch durch die Ankunft einer Schwester: Jetti. Sie ist drei Jahre jünger als ich, und sie ist das zweite Kind, welches meine Eltern adoptierten. Durch Jetti, so erzählte mir meine Mutter später, veränderte sich die ganze Atmosphäre. Ich sei zu Jetti gegangen und hätte gleich klargestellt, dass ich in dieser Familie zuerst da war und sozusagen als Erstgeborerener zu betrachten sei. Die Tatsache, dass dieses Mädchen nun auch bei uns war, gab mir das Gefühl, auch ich könne bleiben. Ich zog die Schlussfolgerung, man würde mich nicht mehr wegschicken.

Mein Vater entstammte einer Fabrikanten-Familie in Burgdorf. Er war sehr sportlich, hatte sämtliche 2000er der Schweizer Alpen bestiegen, jagte viel und war Bergführer. Seit 15 Jahren hatte unsere Familie ein Haus in Grindelwald.

Durch den langen Heimaufenthalt, die schlechte Ernährung dort und den permanenten Schrecken war meine Gesundheit sehr angeschlagen. Ein Aufenthalt in den Bergen schien angezeigt, und so verbrachten wir die Winter der kommenden vier Jahre in Grindelwald.

Im Frühling 1953 wurde ich dort eingeschult. Ich saß an meinem Pult, und die Lehrerin zeichnete Hühner auf die Wandtafel. Sie forderte uns auf, die Hühner abzuzeichnen. Ich hatte noch nie zuvor einen Zeichenstift in der Hand gehalten oder ein Blatt Papier vor mir liegen gehabt, und so wusste ich nicht, was ich damit hätte tun sollen. Über Stunden musste ich stillsitzen, während die Lehrerin Dinge erzählte, die mich nicht interessierten. Um mich herum saßen Kinder, die meiner Meinung nach geistig zurückgeblieben waren, da sie keine Ahnung vom Leben hatten. Von meiner Reife her war ich unterfordert; hinsichtlich des Schulstoffs war ich allerdings überfordert. Die anderen Kinder hatten natürlich den Kindergarten besucht und brachten entsprechende Vorkenntnisse mit. Diesbezüglich konnte ich nicht mithalten.

Dass wir die andere Hälfte des Jahres im Unterland verbrachten und ich in Zollikofen zur Schule ging, machte die Sache für mich noch komplizierter. Zu verschieden waren der Lehrstil und das Tempo der beiden Schulen. Spätestens ab der dritten Klasse konnte ich nicht mehr folgen. Meine Leistungen waren derart katastrophal, dass ich eine Klasse wiederholen musste.

Meine Mutter war viel unterwegs, in diesen Zeiten wurden wir von einem Kindermädchen betreut. Zweimal in meinen ersten Jahren bei ihnen waren meine Eltern für drei Monate auf Safari in Afrika. Sie gingen auf die Jagd. Im Naturhistorischen Museum in Bern gibt es heute noch Trophäen zu besichtigen, die mein Vater von der Großwildjagd aus Afrika nach Hause gebracht hatte. In den Kreisen, in denen meine Eltern sich bewegten, schickte es sich, auf Safari zu gehen und Elefanten zu schießen.

Als ich zu ihnen kam, war mein Vater 57 Jahre alt, Mutter war 40. Sie waren bereits lange Zeit ein kinderloses Paar gewesen. Mutter wollte unbedingt Kinder, sonst würde sie sich scheiden lassen. Offensichtlich konnten sie zusammen keine bekommen. Da erklärte Vater sich bereit, Kinder zu adoptieren.

Abgesehen von den Schwierigkeiten in der Schule waren die ersten drei, vier Jahre bei meinen Adoptiveltern für mich eine wunderbare Zeit. Meine erste Klassenlehrerin in Grindelwald hieß Frau Seiler, und sie war sehr nett zu mir. Damals gab es in der ersten Klasse noch keine Noten, lediglich einen Schulbericht. Frau Seiler schrieb: «Manuel ist leider sehr dumm, aber er hat so liebe Augen.»

Dieser Bescheid basierte auf einer Aussage meiner Mutter, die herumerzählte, ich hätte einen Intelligenzquotienten von 68. Aus vermeintlicher Fürsorge sagte sie zu allen, man müsse Geduld mit mir haben, denn ich sei halt etwas dumm. Mein Vater hatte vor der Adoption verlangt, dass ich untersucht würde. Er wollte vorab wissen, worauf er sich da einließ, und so hatte ich mich als Sechsjähriger einem Intelligenztest zu unterziehen. Fortan galt ich als dumm, aber lieb, und entsprechend wurde ich in der Schule behandelt. Es gab jedoch keine einzige Lehrerin und keinen einzigen Lehrer, die mich nicht geliebt hätten.

Mit der Zeit merkte ich, wie unterschiedlich wir Kinder zu Hause behandelt wurden: Meine Schwester war zweieinhalb Jahre alt, als sie zur Familie stieß. Sie hatte ein völlig anderes Verhältnis zu Mutter und Vater als ich. An ihren nur kurzen Heimaufenthalt konnte sie sich nicht erinnern. Bei ihrer leiblichen Mutter, einer allein stehenden italienischen Serviertochter, lebte sie eine gewisse Zeit. Als diese nicht mehr weiterwusste, gab sie ihre Tochter zur Adoption frei.

So war Jetti zu uns gekommen. Mein Vater

konnte mit ihr weit besser umgehen als mit mir, und bei Mutter spürte ich zunehmend eine gewisse Angst mir gegenüber. Diese Angst ist ihr bis heute geblieben. Von Natur aus eher ein ängstlicher Mensch, wusste sie bei mir nie so richtig, wie sie mit mir hätte umgehen sollen. Je älter ich wurde, desto schwieriger wurde es für sie. Als Zehnjähriger hatte ich bereits eine eigene Meinung.

In der zweiten Klasse, achtjährig, kam ich von der Schule zu spät nach Hause. Für den Schulweg brauchte ich gewöhnlich eine halbe Stunde. Wenn der Unterricht also um vier Uhr zu Ende war, hätte ich um halb fünf zu Hause sein sollen. An jenem Abend kam ich aber erst um fünf Uhr zurück. Mein Vater tobte – wahrscheinlich aus Angst – und verpasste mir eine Ohrfeige. Ich stieg auf den Dachboden, nahm einen Koffer, ging in mein Zimmer und begann zu packen. Meine Mutter wollte wissen, was ich da machte. Ich antwortete, dass ich doch gleich wieder ins Heim zurückgehen könne, wenn er sich derart verhalte. Das war für die arme Frau natürlich enorm schwierig.

Mit zwölf habe ich in Grindelwald die Prüfung zur Sekundarschule abgelegt. Meine Eltern behaupteten, in Grindelwald sei die Sekundarschule einfacher zu bewältigen als in Bern, und sie redeten mir ein, für mich sei es besser, für ein Jahr in Grindelwald die Schule zu besuchen. Später könne ich wieder zurück nach Bern kommen. Was hätte ich dagegen einwenden sollen? Also wohnte ich ein Jahr lang bei einer anderen Familie in Grindelwald – fernab meiner Eltern und meiner Schwester. Einmal im Monat besuchten sie mich, oder ich fuhr zu ihnen nach Bern.

Der Vater meiner Gastfamilie hieß Hans Steuri. Er war Lehrer. Mein Vater kannte alle Steuris in Grindelwald gut, und diese Familie hatte offenbar das Gefühl, an mir könne sie etwas verdienen. Die Mutter meiner Gastfamilie war Engländerin. Daisy Steuri hatte den totalen Putzfimmel. Jeden Samstag putzte sie das ganze Haus, und danach ließ sie keinen mehr ins Wohnzimmer rein. Meine Mutter erzählte, sie sei manchmal zu Besuch gekommen – und von Daisy vor der Türe stehen gelassen worden, weil diese frisch geputzt hatte.

Mir wurde bei dieser Familie ein Zimmer im Keller zugewiesen, das sehr feucht war. Oben wohnten die Eltern mit ihren zwei Söhnen sowie die Großmutter. Abends, nachdem wir gegessen hatten, hieß es: «Manuel, du gehst nach unten in dein Zimmer, wir wollen unter uns sein.» Im Alter von zwölf Jahren saß ich Tag für Tag dort unten in diesem Kellerzimmer, wenn ich nicht gerade in der Schule war. Es war immer noch besser als im Heim. Ich hatte genug zu essen, ich war versorgt – was wollte ich mehr? Ich war möglichst viel unterwegs, ging in die Berge. Oder ich half einem benachbarten Bauern beim Heuen. Auf diese Weise konnte ich mein erstes Taschengeld verdienen.

In diesem Jahr kam mir die Beziehung zu meiner Mutter, meinem Vater und meiner Schwester mehr oder weniger abhanden. Was damals in die Brüche ging, hat sich nie mehr richtig eingestellt. Als ich zurückkehrte nach Bern, fand ich zur Familie keinen wirklichen Kontakt mehr. Sie hatten einen anderen Rhythmus, ein anderes Leben, und ich fühlte mich im Kreise meiner Familie plötzlich wie ein Fremdkörper.

In der Schule war ich nach wie vor mittelmäßig bis schlecht. Ich hatte auch kein wirkliches Interesse am Lehrstoff. Mehr und mehr begann ich – vor allem in jenem Jahr Alleinsein in Grindelwald –, mich für die Schwachen einzusetzen. Wir hatten einen dicken Lehrer, der Zeichnen und Naturkunde unterrichtete. Der Mann hatte ein Lineal, an dessen Spitze er einen Reißnagel geklebt hatte. Geschah etwas, das ihm nicht passte, gab es mit diesem Ding einen Schlag auf die Hand.

Einmal stürzte er sich auf ein Mädchen in unserer Klasse, das nichts getan hatte, und schlug es mit diesem Lineal auf den Kopf. Ich fand, jetzt sei genug! Abends holte ich mir beim benachbarten Bauern eine Peitsche. Am nächsten Morgen ging ich damit zur Schule. Wir hatten Naturkundeunterricht. Der Lehrer betrat das Zimmer, und ich hatte diese Peitsche bei mir. Ich hatte mir geschworen, er werde etwas erleben, wenn er wieder Gewalt ausüben würde. Stets suchte er nach einer Gelegenheit, jemanden zu bestrafen. Und tatsächlich ging er an diesem Morgen auf einen Schüler los. Da stand ich auf, hatte die Peitsche in der Hand und sagte zu ihm, er solle sofort damit aufhören. Er konnte es nicht glauben, kam auf mich zu, und ich schlug ihn mit der Peitsche. Er schrie und wollte sich auf mich stürzen. Sein Geschrei war derart laut, dass sämtliche Lehrer herbeieilten und sahen, was vorfiel. Mit der Peitsche in der Hand stand ich da, und die anderen Kinder begannen, den Lehrern von den Vorfällen zu erzählen. Damit war diese Schulstunde beendet, und drei Tage später wurde der fehlbare Lehrer entlassen.

Das Groteske war, dass ich selbst bei diesem prügelnden Lehrer nie Bekanntschaft mit dessen Lineal gemacht hatte. Nicht weil ich angepasst gewesen wäre, aber offensichtlich verhielt ich mich auf eine Weise, des die Lehrer erkannten: Den zu bestrafen, ist ohnehin zwecklos. Bereits in der vierten Klasse begann ich mich zu weigern, gewisse Dinge zu tun, die von allen Schülern verlangt wurden. In Zollikofen hatte ich eine ausgesprochen gute und herzliche Lehrerin, und sie fand, bei mir sei es an der Zeit, einzugreifen. Sie drohte mir mit Strafaufgaben, falls ich weiterhin die Hausaufgaben nicht machen würde. Am nächsten Tag hatte ich wie immer keine Hausaufgaben, und ich erhielt Strafaufgaben. Natürlich gehorchte ich nicht, mit dem Ergebnis, dass sie mir das Doppelte an Strafaufgaben aufbrummte – und so ging es weiter.

Als dies nichts brachte, sollte ich am Nachmittag nachsitzen. Ich sagte zur Lehrerin, ich müsse dies zu Hause meiner Mutter erzählen. Wenn meine Mutter mich schicke, würde ich zum Nachsitzen kommen, wenn nicht, käme ich nicht. Sie rief meine Mutter an, und diese schickte mich natürlich zum Nachsitzen. Ich fragte, wie sie es denn anstellen wolle, dass ich dorthin ginge, und ging einfach nicht. Wieder einmal wusste meine arme Mutter mit mir weder ein noch aus. Später hat sie die Lehrerin wohl über meine Heim-Vergangenheit ins Bild gesetzt. Darauf ließ man das mit dem Nachsitzen bleiben. Im Nachhinein ging ich zur Lehrerin, um ihr da-

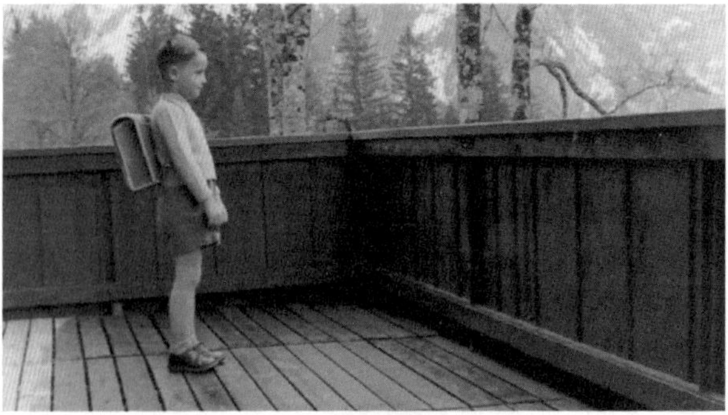

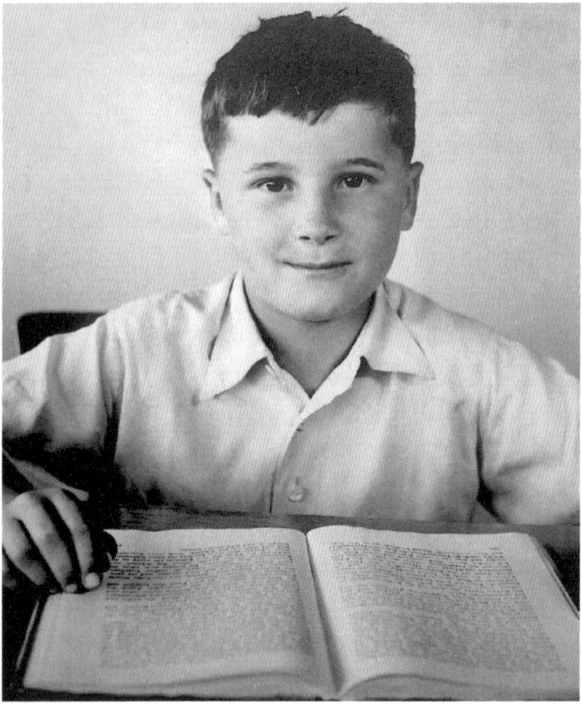

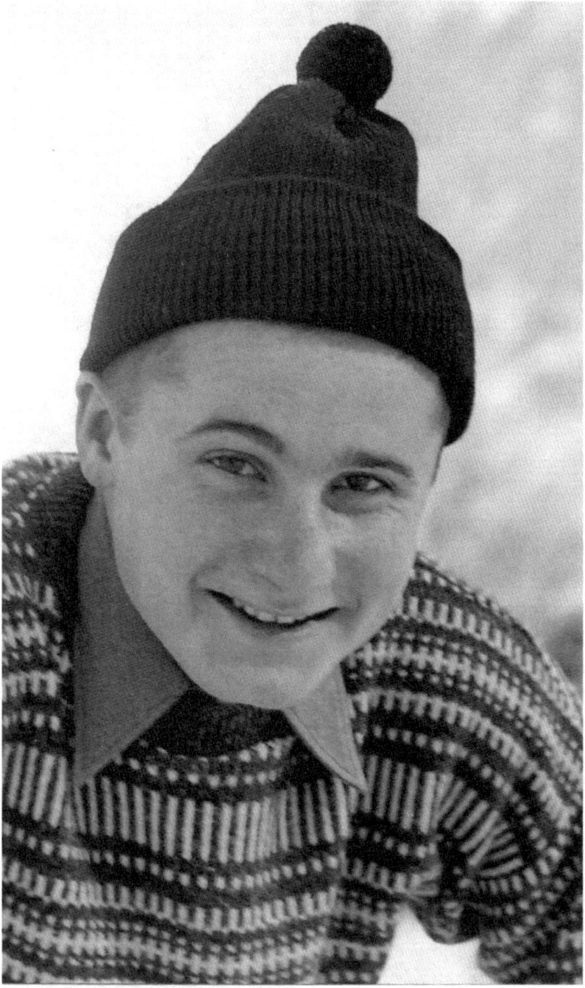

Schulzeit in Grindelwald,
links oben am Tag der Einschulung.

für zu danken, dass sie in meinem Fall die Sinnlosigkeit von Strafen eingesehen hatte.

Bei derselben Lehrerin begann ich das zu gebrauchen, was ich als «Intuition» bezeichne: Wir hatten die Hausaufgabe, zu einem Thema deutsche Sätze aufzuschreiben. Ich fand das überflüssig und tat zu Hause nichts. Am nächsten Morgen sollte ich meinen Text vorlesen. Ich dachte, jetzt bin ich verloren – außer ich verlasse mich auf meine Intuition. Also «las» ich Sätze vor, die mir gerade so in den Sinn kamen. Da ich weit hinten saß, sah die Lehrerin nicht, dass mein Heft leer war. Nachdem alle ihre Sätze vorgelesen hatten, bat mich die Lehrerin, das Geschriebene noch einmal vorzulesen, es sei das Beste gewesen. Ich sagte, ich könne meine Sätze nicht mehr finden. Ich musste zu ihr nach vorn, denn sie wollte mir bei der Suche behilflich sein. Aber meine Sätze ließen sich nicht finden, denn sie waren ja nirgends aufgeschrieben. Die Lehrerin muss wohl erkannt haben, was wirklich geschehen war. Sie fand wohl, wenn einer das einfach so könne, sei das auch gut. Jedenfalls gab es keine Strafaufgaben mehr für mich.

Von da an begann ich zunehmend, mich auf dieses Intuitive auszurichten, meine innere Stimme direkt aufzunehmen und für mich zu übersetzen. Einmal führten wir in der Schule ein Weihnachtsmärchen auf. Am Vortag der Aufführung konnte ich den Text, den ich auf der Bühne hätte sagen sollen, noch immer nicht auswendig. Die Lehrerin verwarf die Hände und beschwerte sich bei meiner Mutter. Ich sagte zu ihr, ich müsse diese Sätze ja erst am folgenden Tag vortragen und nicht schon heute. Am nächsten Tag lief alles tadellos.

In Bern beschloss ich, den Mathematik-Unterricht nicht mehr zu besuchen. Ich fand, das bringe nichts. Ich beschäftigte mich lieber mit interessanteren Dingen. Während die anderen sich mit Zahlen abmühten, setzte ich mich ans Ufer und las die Bibel, den Koran und ähnliche Bücher. Regnete es, war ich mit dieser Lektüre in einem Café anzutreffen. Unser Stundenplan sah so aus, dass wir gleich nach den Mathe-Stunden Turnen hatten. Das liebte ich sehr und wollte es auf keinen Fall verpassen.

Als ich eines Tages mit meinen Büchern unterm Arm zur Turnhalle kam, wurde mir gesagt, der Turnlehrer sei krank und die Stunde falle aus. Stattdessen stand Mathe auf dem Programm. Auweia. Mathe-Lehrer Meier war ein strenger Bursche. Er bekleidete den Posten des Vizedirektors der Schule, und er war entschieden der Meinung, eine Sonderbehandlung für mich komme nicht in Frage. Dennoch war er bis dahin nicht auf die Idee gekommen, wegen meiner Absenzen meine Eltern zu verständigen. Ich hatte ihm gesagt, dass ich krank sei, und er glaubte mir das einfach.

Nun hielt Lehrer Meier die Stunde der Rache für gekommen. Er betrat das Schulzimmer und sagte: «So, Schoch, jetzt haben wir dich, wir prüfen den gesamten Stoff der letzten Monate. Mich geht es ja nichts an, warum du in den letzten Monaten meinen Unterricht nicht besucht hast, aber jetzt wollen wir wissen, wo du stehst.» Er verteilte Prüfungsblätter, und alle stöhnten, dass wegen mir nun eine Prüfung stattfand.

Da saß ich also vor diesen Zahlen und Rechnungen und hatte nicht die leiseste Ahnung. Ich sagte innerlich: Nun, lieber Gott, zeige mir, was du kannst. Da erschienen in meinem Kopf Zahlen, und die schrieb ich als Lösungen aufs Papier. Nach dreißig Minuten war ich fertig. Ich blieb so lange sitzen, bis alle anderen fertig waren. Dann gaben wir unsere Blätter ab.

Der Lehrer forderte mich auf, in einer Woche wiederum dabei zu sein, weil er uns die Prüfungen zurückgeben wolle. Eine Woche später saß ich also wieder in der Mathe-Stunde. Der Lehrer kam ins Zimmer und sah mich ganz eigenartig an. Ich dachte: Was ist jetzt los? Der Einzige, der die Bestnote erzielt hatte, war ich. Von da an hat er mich nie mehr belästigt. Ich hatte alle Aufgaben richtig gelöst – und hatte doch nichts weiter getan, als einfach jene Zahlen aufzuschreiben, die ich im Kopf hatte.

Als ich die Zahlen aufschrieb, fühlte ich in mir nicht mal ein spezielles Vertrauen, das Richtige zu tun. «Es» geschah außerhalb meines Bewusstseins und lief wie automatisch ab. Die Wirklichkeit ist, dass man auf dieser Wahrnehmungsebene kein Bewusstsein von Vertrauen hat. Nicht etwa, ja, jetzt muss ich vertrauen, sondern «es» läuft einfach ab. Seit ich ein kleines Kind war, weiß ich, dass es in Krisen, Spannungen und Konflikten für mich nur einen Weg gibt, diese zu lösen: Wenn ich mich zurücknehme, wenn ich die Situation einfach etwas anderem überlasse, wird es gut. Von «Vertrauen» würde ich in diesem Zusammenhang nicht sprechen. Das klingt bereits zu sehr danach, als ob sich in der Hinsicht etwas «machen» ließe. Als Kind hatte ich ein Gefühl von Licht, und wenn sich dieses Gefühl einstellte, wusste ich, es ist gut, jemand schaut zu mir und löst das für mich.

In der fünften Klasse sollten wir nach den langen Sommerferien einen Aufsatz schreiben und erzählen, was wir in den Ferien unternommen hatten. Wie immer verbrachten wir unsere Ferien in einem Haus der Familie in Italien am Meer. Was hätte ich darüber groß schreiben sollen? Ich saß am Pult und sah mit einem Mal einen riesigen Wald vor mir. Mein Pate, ein Bruder meiner Mutter, lebte und arbeitete in Kanada. Davon wusste ich aber nichts. Vor meinem inneren Auge tat sich ein riesiger Wald mit Bären auf. Ich schrieb, wie unsere Familie nach Kanada reiste und dort Bären jagte.

Eine Woche später begegnete meine Mutter der Lehrerin, und diese sagte zu ihr, wie toll und mutig sie es finde, dass unsere Familie nach Kanada in die Wildnis gereist sei und sich den Bären ausgesetzt habe. Meine Mutter staunte nicht schlecht. Offenbar hatte ich die Jagdszenen in meinem Aufsatz derart überzeugend geschildert, dass die Lehrerin sogleich davon ausging, das Ganze beruhe auf Tatsachen.

Ab der sechsten Klasse hatte ich zur Vorbereitung auf die Konfirmation den kirchlichen Unterricht zu besuchen, und einmal im Monat ging's in die Kirche zur Predigt. Der Konfirmandenunterricht wurde von einem Pfarrer erteilt. Dieser Mann erzählte uns etwas über die Treue und dergleichen mehr. Wir schauten uns an, und ich sagte zu ihm, ich hätte die Vermutung, das, was er hier alles erzähle, treffe auf ihn keinesfalls zu. Da wurde er ganz rot im Gesicht. Von da an fasste er mich mit Samthandschuhen an; schließlich war er der Meinung, dass ich ohnehin alles wisse über die Bibel. Wenn ich wolle, bräuchte ich an seinem Unterricht nicht weiter teilzunehmen.

Seiner Predigt habe ich nur ein einziges Mal beigewohnt. Der Pfarrer stand auf der Kanzel, und wieder erzählte er etwas, was offenbar nicht seinem Lebensstil entsprach. Wir schauten uns gegenseitig an, und man sah, wie er sich innerlich wand. Nach dem Gottesdienst sagte er zu mir, es sei in Ordnung, wenn ich am Sonntag nicht mehr die Kirche besuchte. Ich weiß nicht, warum, aber auch dieser Mann liebte mich.

Nach dem Jahr allein in Grindelwald wurde ich zur weiteren Schulbildung noch zweimal außerhalb der Familie platziert. Zunächst besuchte ich für zwei Jahre eine Privatschule in Muristalden bei Bern; später ein Internat, ein privates Institut bei Payerne, eine Zuchtanstalt für Burschen, die mir vorkam wie ein Gefängnis. Dort sollte ich mein Französisch verbessern und Klarheit über meinen späteren Beruf gewinnen – so die Vorstellung meiner Eltern.

Mit meiner Familie hatte ich immer weniger zu tun. Je loser der Zusammenhalt wurde, desto inniger waren die Beziehungen zu ersten

Freundinnen. Annemarie war meine erste Jugendliebe. Wir liebten uns heiß, und wir haben auch ein bisschen Sex ausprobiert. Nach ihr war ich für vier Jahre mit Christine Stückelberger zusammen. Als Dressurreiterin hat Christine es später bis zur Olympia-Teilnahme gebracht. Sie war eine totale Pferdenärrin, und irgendwann musste ich einsehen, dass bei ihr die Pferde immer an erster Stelle standen und ein Mann keine Chance hatte.

Anfang der sechziger Jahre begann ich, Artikel für Zeitungen zu schreiben. Zu Weihnachten 1961 erschien von mir ein Leitartikel. Statt stolz auf mich zu sein, schämte sich meine Mutter, dass unter jenem Beitrag der Name Manuel Schoch stand. Sie fragte sich, was die Leute wohl denken würden. Als später auf den Jugendseiten des Berner *Bund* von mir Artikel erschienen wie «Elternliebe ist keine wirkliche Liebe», war sie natürlich alles andere als erfreut, und zu Hause gab es Riesendiskussionen. Ich begann meine Flügel auszubreiten und das goldene Nest, in dem ich groß geworden war, hinter mir zu lassen.

Missionar – wie auch immer

Mit 18 verbrachte ich ein Jahr in einem Knabeninstitut. Dort kam es zu einer Reihe von Schlüsselerlebnissen, die mir ein Gefühl vermittelten, dass wir auf unsere Umwelt energetisch einen Einfluss ausüben – sofern wir dies auch wirklich wollen. Einmal saß ich mit den anderen zusammen im großen Speisesaal des Instituts. Der Himmel draußen war strahlend blau. Da sagte ich zu den Burschen, ich würde jetzt beweisen, dass man auf die uns umgebenden Dinge Einfluss haben könne. In fünf Minuten werde es regnen. Und so ist es tatsächlich geschehen. Später, als ich die ersten Selbsterfahrungsgruppen leitete, habe ich dieses Experiment gelegentlich wiederholt. Vielleicht war es mir ja möglich, aufziehenden Regen zu riechen ...

Das Institut war für uns wie ein Gefängnis. Mit dem Direktor hatte ich einmal einen Faustkampf. Doch nachdem mich die Frau Direktor ins Herz geschlossen hatte, hielt sich der Institutsleiter mir gegenüber zurück. Mädchen gab es dort natürlich keine, und als wir unterwegs zur Landesausstellung Expo 64 in einem Zug auf eine Gruppe von Mädchen stießen, wurden wir von unseren Lehrern eilends in ein anderes Zugsabteil versetzt.

Einmal wollte ich durchsetzen, dass wir wenigstens jeden Samstag auf einem nahe gelegenen Sportplatz Fußball spielen konnten. Aufgrund des Experiments mit dem Regen hatte ich unter den Schülern natürlich enorm an Ansehen gewonnen und um mich hatte sich eine Gruppe gebildet, die auf mich hörte. Zu dieser sagte ich: «Am kommenden Samstag versammeln wir uns um zwei Uhr und gehen zusammen zum Fußballplatz. Was die Schulleitung dazu meint, spielt keine Rolle.» So versammelten wir uns alle zur verabredeten Zeit und marschierten zum Tor hinaus zum Fußballplatz. Drei Minuten später tauchte unser Turnlehrer mit seiner Gymnastiktasche auf, hinter ihm der Direktor. Die beiden taten so, als hätten sie das mit mir vorab organisiert. Danach wurde jeden Samstag Fußball gespielt.

Wenn ich über etwas nachdenken wollte, setzte ich mich häufig in eine Kirche. Ich fand das wunderschön. So saß ich eines Tages in der großen schönen Kirche neben unserem Institut und fragte mich, was bloß aus mir werden und was ich aus meinem Leben machen solle. Als ich mich mit diesen Fragen beschäftigte, vernahm ich unvermittelt eine Stimme, die zu mir sagte: «Du musst Missionar werden.»

Missionar! Wie sollte ich das werden? Ich las damals alte chinesische Philosophen wie Dschuang Dsi, Laozi, und das daoistische Denken übte einen starken Einfluss auf mich aus. Der einzige Möglichkeit, Missionar zu werden, ohne eine Religion verbreiten zu müssen, schien mir darin zu liegen, den Menschen einen Weg aufzuzeigen, wie sie sich selbst erhalten können. Dazu schien mir der Beruf des Bauern am besten geeignet. Ich entschied mich also, Bauer zu werden.

Alle paar Wochenenden verbrachten wir Schüler zu Hause. Sogleich eröffnete ich meinen Eltern meinen neuen Berufswunsch. Mein Vater stellte sich energisch dagegen. Ich fragte ihn, welchen Beruf ich seiner Meinung nach ausüben solle. Er dachte an Lehrer. Das ging aber nicht, da mir die Sekundarschulbildung fehlte. Mit meinem IQ von 68 schienen nicht einmal Berufe wie Mechaniker oder Frisör in Frage zu kommen. Und ich wollte unbedingt Bauer werden. Mein Vater fand, dieser Beruf habe keine Zukunft und er könne mir keinen Bauernhof kaufen. Ich entgegnete, dass ich keinen eigenen Bauernhof bräuchte, zumal ich als Bauer ohnehin nicht sesshaft werden wolle.

Diese Erklärung war meiner Sache natürlich

nicht förderlich. Schließlich habe ich mich aber durchgesetzt und durfte mich für ein Lehrjahr anmelden. Ich absolvierte das landwirtschaftliche Praktikum auf der «Heitere», einem fantastischen Bauernhof in der Nähe von Bern, der von einem Nationalrat namens Bienz gepachtet war. Noch bevor ich mein Praktikum antrat, reiste ich nach Basel. Dort, so wusste ich, war der Hauptsitz der weltweit tätigen Basler Mission. Ich betrat deren Gebäude, hielt mich drei Minuten lang in einer leeren Eingangshalle auf, ließ die Atmosphäre des Ortes und dieser Organisation auf mich wirken, dann wusste ich: Nein, das ist es nicht. Wer auch immer zu mir gesagt hatte, ich solle Missionar werden, musste etwas anderes gemeint haben – oder er hatte sich geirrt. Wenn Missionar, dann musste ich dieser Bestimmung auf gänzlich andere Weise folgen. Auch mit dem Beruf eines Bauern hatte es nichts zu tun. Sollte ich jetzt aussteigen und mich nach einem neuen Beruf umsehen? Zumindest war mir die Arbeit auf einem Bauernhof vertraut. Das schien mir immer noch besser als etwas Handwerkliches, das mir ohnehin nicht lag, oder – schlimmer noch – weiter eine Schule besuchen. Ich beschloss, die Sache durchzuziehen.

Meine Lehrzeit auf dem Bauernhof war sehr hart. Gewohnt habe ich im obersten Stock des Bauernhauses auf der «Heitere» in einem Zimmer, das ich mit dem anderen Lehrling teilte. Dieser Junge hat einmal pro Woche geduscht, und ins Bett legte er sich in seinem Arbeitshemd. Im Winter gab es keine Heizung, geduscht wurde mit kaltem Wasser, und irgendwo draußen gab es für uns ein Plumpsklo. Als ich einmal krank war, durfte ich ausnahmsweise drinnen die Toilette benutzen. Aufgestanden wurde morgens zwischen fünf und sechs Uhr. Wir lernten Kühe melken und heuen.

Der Bauernhof war sehr abgelegen, dort herrschte Totenstille. Gelegentlich fuhr ich tagelang mit zwei Pferden, die vor die Egge gespannt waren, auf unseren großen Feldern hin und her; im Winter habe ich mit den Pferden Holz aus dem Wald geschleppt. Auf diese Weise lernte ich meditieren, und es war eine Kompensation für das tägliche frühe Aufstehen.

Nach dem Lehrjahr auf der «Heitere» bestand ich die Aufnahmeprüfung für die Landwirtschaftsschule Rüti und begann die zweijährige Ausbildung. Ich landete im nächsten Gefängnis. Es war schrecklich. Seit der sechsten Klasse hatte ich niemanden mehr, mit dem ich mich hätte austauschen können. Und jetzt erlernte ich einen Beruf, den ich nie – das war von Anfang an klar – ausüben wollte. Aber ich wusste auch, dass es sinnlos war, auszusteigen. Irgendeinen Abschluss musste ich einfach machen.

Die Schule, die ich besuchte, war die zentrale Ausbildungsstätte der Berner Bauern und wurde als Internat geführt. Diese Institution war geprägt von einer höchst konservativen Haltung. Ich konnte nicht anders – dagegen musste ich mich einfach wehren. Das hatte zur Folge, dass ich zur Strafe an vielen Samstagen dort bleiben musste. Beeindruckt hat mich das insofern nicht sonderlich, als die Beziehung zu meinen Eltern zu dem Zeitpunkt sehr unterkühlt war und es mich an den Wochenenden ohnehin nicht nach Hause zog.

Meine wichtigste Beziehung galt etwas anderem: Es war die Verbindung zu etwas, das man heute als «Spiritualität» bezeichnen würde. Damals war mir dieses Wort nicht bekannt, und die Sache, um die es ging, zeigte sich eher in praktischen Dingen. Zum Beispiel hatten wir für die Abschlussprüfung des ersten Jahres auf der Bauernschule die Namen unzähliger Pflanzen auswendig zu lernen. Das interessierte mich nicht, also lernte ich es nicht. Beim Melken wusste ich, dass ich im Vergleich mit den Bauernjungen nicht bestehen konnte. Und in den theoretischen Fächern, außer vielleicht noch in Mathematik und Deutsch, wo ich zwar nicht wirklich gut war, aber immer noch besser als viele andere, hatte ich auch keine Chance. Demnach war klar, dass ich die Prüfung nicht bestehen würde. Und das würde bedeuten, es gebe für mich keine Versetzung ins zweite Jahr. Wieder blieb mir nichts anderes übrig, als mich auf eine andere Macht zu verlassen.

Die Prüfung im Fach Pflanzenkunde war auf morgens um zehn angesetzt. Ich betrat den Raum und sah überall Pflanzen stehen. An einem Tisch saßen fünf Experten. Ich kannte nicht einen Namen dieser vielen Pflanzen. So stand ich vor dem Tisch der Experten und schaute diesen Herren direkt in die Augen. Einer fragte mich: «Schoch, kennen Sie alle diese Pflanzen hier?» Ich sagte ja, und darauf meinte der Experte, dann sei es gut, ich könne wieder gehen.

Am Nachmittag wurden wir in Traktorfahren und Pflügen geprüft. Das konnte ich zwar recht gut, doch «recht gut» reichte nicht, wenn es mit dem Notendurchschnitt der anderen Fächer verrechnet wurde. Ich segelte auf eine Katastrophe zu. Wenn ich mit dem Traktor nicht die Bestnote erzielte, würde ich durchs Examen fallen. Aber einen Sechser beim Pflügen, das schaffte praktisch keiner. Mir war klar, ich musste einen anderen Weg einschlagen. Diese Prüfung wurde von zwei Experten abgenommen. Ich setzte mich auf den Traktor, schaute die beiden an und sagte: «Schöner Tag heute, nicht? Habt ihr zwischendurch auch mal ein bisschen Pause?» Sie schauten zu mir, blickten sich gegenseitig an und sagten: «Gute Idee, machen wir doch eine Pause.» Ich stieg vom Traktor und ging. Ohne auch nur den Motor anzulassen, hatte ich sogleich die Bestnote erzielt – und somit war die gesamte Prüfung für mich bestanden.

Heute bin ich mit jener Kraft, die mich bereits damals durch schwierige Situationen lotste, besser vertraut. Damit es gut verläuft, muss ich mich gänzlich auf den Augenblick einlassen. Daraus erwächst eine sehr unmittelbare Beziehung zu den Menschen um mich, begleitet von einem Gefühl des Getragenseins und Geführtwerdens.

Vor kurzem hielt ich in der Saint-James-Church in London einen Abendvortrag. Dabei habe ich die Präsenz von dem, was mich in solchen Situationen leitet, äußerst stark gespürt. Ich stand vor mehreren hundert Menschen und begann zu sprechen. Plötzlich hatte ich das Gefühl, als stünde eine Kraft hinter mir. Es war derart mächtig, dass ich glaubte, eine stärkende Wand hinter mir zu spüren und mich anlehnen zu können. Immer wenn diese Energie auftauchte, wusste ich, mir kann nichts passieren. So ist es noch heute.

Am Ende des zweiten Schuljahres in der Bauernschule steuerte ich der Abschlussprüfung entgegen, und da nahm ich meine Schutzgeister erst recht für mich in Anspruch. Ich hatte mir auch in diesem zweiten Jahr den Lehrstoff nicht angeeignet, zumal ich wusste, dass ich nicht als Bauer arbeiten wollte. Zwar hatte ich in dieser Zeit unglaublich viel gelesen, doch nichts, das mit dem Schulstoff zu tun gehabt hätte. Die Prüfungen dauerten eine ganze Woche. Wieder war ich dringend auf Hilfe angewiesen, und es blieb mir nichts anderes übrig, als mich mit offenen Armen ins Geschehen fallen zu lassen.

Am Freitag vor der Prüfungswoche wurde uns zum Abendbrot Fleischkäse vorgesetzt. Am nächsten Morgen war mir speiübel, und ich hatte vierzig Grad Fieber. Mit einer Fleischvergiftung wurde ich nach Bern gebracht. Nach fünf Stunden war die Sache ausgestanden, und es ging mir wieder besser. Ich war also zu Hause, während die anderen Schüler übers Wochenende im Internat blieben und der

Prüfung entgegenzitterten, die für alle am Montagmorgen begann.

Kurz bevor ich am Sonntagabend zur Schule fahren wollte, klingelte das Telefon. In Rüti sei die Maul- und Klauenseuche ausgebrochen, hieß es. Die Schule stehe unter Quarantäne, niemand dürfe rein oder raus. Also konnte ich nicht zurück. Am Mittwoch erkundigte ich mich aus der Ferne, wie die Lage aussehe. Die Schule stand weiterhin unter Quarantäne. Die Prüfungen wurden allerdings abgehalten – und ich konnte leider, leider nicht daran teilnehmen. Der Direktor entschuldigte sich bei mir. Da eine Verschiebung nicht möglich sei und ich für den Ausbruch der Seuche ja wohl nicht bestraft werden könne, werde man mir das Diplom so oder so ausstellen. So hatte ich bis Ende der Woche nichts weiter zu tun, als die Abschlussparty meiner Klasse zu organisieren. Das Fest fand außerhalb der Schule statt, und so waren wir ausnahmslos alle glücklich und zufrieden, dass die Sache doch noch ein gutes Ende genommen hatte.

Ich war zwanzig Jahre alt, war nun staatlich diplomierter Bauer und hatte keine Ahnung, was ich tun sollte.

Ein eigenartiges Phänomen

Soweit ich zurückdenken kann, habe ich um die Menschen, die mir begegneten, so etwas wie ein mehr oder minder leuchtendes energetisches Feld wahrgenommen. Im Kinderheim war das äußerst nützlich. Aufgrund dieses «eigenartigen Phänomens» um die Menschen herum konnte ich erkennen, in welcher Stimmung die Schwester war, mit der ich es zu tun bekam. War eine Schwester guter Laune, hatte sie längere, golden strahlende Lichtfäden um sich. War sie schlechter Laune, sahen diese Lichtfäden aus wie verzogen, und sie lagen eng am Körper an. Bald wusste ich, dass ich mich mit Letzterer besser nicht anlegte.

Bei einer jungen Frau, die bei uns in der Küche arbeitete, kam es eines Tages zu einer Veränderung, und ihr Feld sah mit einem Mal anders aus, irgendwie strahlender. Ich war zwar erst fünf Jahre alt, fragte sie jedoch intuitiv, ob sie jetzt einen Freund habe. Sie hat das bejaht. Und bei der ersten Begegnung mit meinen Adoptiveltern war es vor allem die Großmutter, die mich sogleich anzog. Bei ihr nahm ich viel Energie wahr, sie hatte eine derart starke Ausstrahlung, wie ich sie zuvor nie gesehen hatte. Da habe ich mich sogleich für sie entschieden.

Als ich etwa ein halbes Jahr bei meinen Adoptiveltern wohnte, besuchten wir meinen Onkel Alphonse Schoch in Burgdorf, der eine Farbenfabrik führte. Er hatte auch Reitställe. In der Familie Schoch wurde viel geritten. Martin Schoch war Schweizer- und Europameister beim Military-Reiten, andere Familienmitglieder nahmen an Springreiten teil. Auch mein Vater war oft bei den Pferden anzutreffen.

Unweit des Pferdestalles floss ein Bach. Ich saß draußen vor dem Stall. Da hörte ich lautes Gelächter und Geschrei, sodass ich glaubte, jemand habe großen Spaß. Eine Gruppe von Menschen lief entlang dem Bach, mittendrin jene Frau, die so laut war. Plötzlich habe ich gemerkt, dass diese Frau gar nicht lachte, sondern vor Aufregung schrie. Im Bach trieb der Körper eines kleinen Mädchens, das offenbar weiter oben in den Bach gefallen und ertrunken war. Nachdem sie den Mädchenkörper aus dem Wasser gezogen hatten, wurde die Polizei verständigt und ein Arzt gerufen. Der Arzt und die Sanitäter versuchten das Mädchen zu reanimieren. Ich sah, dass sich aus diesem

Mädchen eine Art Körper entfernte. So etwas sah ich zum ersten Mal. Diese Erscheinung kam auf mich zu und bat mich, den Leuten mitzuteilen, sie sollten doch bitte mit dem Versuch der Wiederbelebung aufhören. Also ging ich zum Arzt, legte ihm meine Hand auf die Schulter und forderte ihn auf, die Reanimationsbemühungen einzustellen. Das bringe jetzt nichts mehr. Der Mann schaute mich verdutzt an; er dachte wahrscheinlich, ich sei der Bruder und stände unter Schock. Aber es war, wie ich es gesehen hatte. Das Mädchen war tot, das Leben in ihr ließ sich nicht zurückholen.

In meiner Kindheit und noch bis in meine Jugendzeit ging ich davon aus, dass alle Menschen das sahen, was ich sah. Für mich war diese Art Wahrnehmung derart natürlich und selbstverständlich, dass ich mich gar nicht darum bemühte, sie näher zu bezeichnen oder anderen zu erklären. Später merkte ich, wie sehr ich damit bei anderen auf Unverständnis stieß und befremdete. Meine Mutter beispielsweise wertete es als übersteigerte kindliche Fantasie ab, wenn sie sah, dass ich mich im Garten stundenlang mit Geistwesen unterhielt. Ich begriff schnell, dass ich ihr nur unheimlich geworden wäre, wenn ich darauf bestanden hätte, zu erklären, was da wirklich vor sich ging. Und worum es dabei wirklich ging, wusste ich ja letztlich selbst nicht.

Ich fühlte mich von einer Macht geführt und getragen – aber auch das war nicht immer so. In jenem Jahr, als mich die Familie «abgeschoben» hatte nach Grindelwald und ich weitgehend auf mich allein gestellt im Kellerloch lebte, kam diese Gewissheit beträchtlich ins Wanken. Nie wäre es mir in den Sinn gekommen, mich bei meinen Adoptiveltern zu beklagen. Stattdessen wollte ich für mich alleine wissen, woran ich war, und forderte das Schicksal heraus, mir gegenüber Farbe zu bekennen.

In Grindelwald gab es eine große Wiese, die berüchtigt dafür war, dass es dort von Giftschlangen nur so wimmelte. Wegen der vielen Vipern war das Betreten dieser Wiese verboten. Eines Tages fand ich, es sei doch ziemlich heftig, wie ich hier leben müsse, und legte mich absichtlich für eine volle Stunde ins Gras: Wenn mich keine dieser Schlangen beiße, mache das Ganze hier Sinn, fand ich, und sonst sei es auch egal. Es hat mich aber keine Schlange gebissen, und ich habe die Stunde der Gefahr unversehrt überstanden ...

Ein anderes Mal habe ich das Schicksal zwar nicht bewusst herausgefordert, den Vorfall habe ich aber im Nachhinein als «starke

Gratwanderung» interpretiert. Eine steile Straße führte zu unserem Haus in Grindelwald, und es gab einige sehr enge Kurven. Verfehlte man eine Kurve, ging es steil einen Abhang herunter. Ich fuhr auf meinem Fahrrad diese Straße bergab. Wie man das so macht im Alter von zwölf Jahren: Mit rasantem Tempo unterwegs, wollte ich in eine Kurve einbiegen. Da versagten die Bremsen. Ich weiß nur noch, dass ich mit dem Fahrrad diesen Abhang hinunterraste. Dann herrschte totale Stille. Als ich wieder zu Bewusstsein kam, hing ich in Bäumen und Büschen an der Wand, und das Fahrrad lag total zerschmettert weit unter mir auf dem Boden der Schlucht.

Einmal stürzte ich beim Klettern von einem Fels ab. Vermutlich wären andere auf der Stelle tot gewesen. Ich aber hatte schon beim Fallen ein Gefühl, als würde ich gehalten und der Sturz abgebremst. Nach solchen Erfahrungen dachte ich, derartige Vorfälle könnten wohl nicht zufällig geschehen. Meine misslichen Umstände in Grindelwald betrachtete ich dann nicht länger als drückendes Problem. Ich begann darauf zu vertrauen, dass das irgendwie einen Sinn machte – auch wenn es eine Ebene war, die ich nicht verstand.

Erst viel später in meinem Leben lernte ich

Begriffe wie Aura, Ätherkörper und Chakra kennen, und ich begegnete Menschen, welche Feinstoffliches auf ähnliche Weise wahrnahmen. In meiner therapeutischen Arbeit begann ich die Phänomene beim Namen zu nennen und sprach ganz offen über das, was ich im Energiefeld eines Klienten wahrnahm. Unterdessen habe ich gelernt, dass auch diese Vorgehensweise nicht unbedingt der beste Weg ist, um einem Menschen zu helfen – ganz abgesehen davon, dass ich mich wie jeder andere Hellsichtige auch einmal täuschen kann. Wenn Hellsichtige auf eine Trefferquote von siebzig Prozent kommen, sind sie sehr gut, und wirklich gute Therapeuten machen ihre Klienten immer wieder darauf aufmerksam, dass sie sich hin und wieder irren.

Ein Beispiel dazu: Eine Frau aus Bern war kurz vor Weihnachten bei mir in einer Einzelsitzung. Ich sah in ihrem Energiesystem, dass etwas nicht stimmte. Was ich wahrnahm, deutete auf eine Verwachsung im Unterleib hin; mir schien aber, da sei noch mehr, und die Sache sei dringend. In solch einer Situation kann man nicht einfach sagen: «Es ist nicht gut, vielleicht hast du Krebs.» Ich legte ihr nahe, sie müsse dringend zum Frauenarzt und sich untersuchen lassen.

Ende Januar ging sie zum Gynäkologen. Im

Ultraschall diagnostizierte er ein großes Myom. Er schlug eine Auskratzung vor. Kurz darauf rief sie bei mir an. Sie wollte wissen, ob sie sich dieser Operation wirklich unterziehen solle. Als sie mir von der Auskratzung erzählte, sagte ich ganz spontan zu ihr – vor mir hatte ich das Bild von ihrem Bauch, wie ich ihn im Dezember gesehen hatte –, nein, sie müsse sich den Bauch aufschneiden lassen, richtig aufschneiden, eine Auskratzung werde nicht genügen. Das teilte sie anderntags ihrem Arzt mit. Er reagierte unwirsch und sagte, da sei sie schlecht beraten, dieser Heiler habe von der Angelegenheit keine Ahnung.

Also wurde die Auskratzung vorgenommen. Nach einem Tag im Spital konnte sie wieder nach Hause. Zwei Tage später hatte sie unglaubliche Schmerzen. Der Arzt gab ihr den Bescheid, so etwas könne vorkommen, sei aber äußerst selten, die Wahrscheinlichkeit liege bei eins zu hunderttausend. Er sei in seiner Praxis noch nie mit einem solchen Fall konfrontiert gewesen, habe aber in einem Lehrbuch darüber gelesen. Er verschrieb Antibiotika und Schmerzmittel. Nach vier Tagen konnte sie kaum mehr gehen. Sie wurde ins Spital eingewiesen, es wurde eine Computertomographie angefertigt, auf der nichts Außergewöhnliches zu finden war.

Der Arzt sagte, man müsse aufschneiden. Also schnitt er ihren Bauch auf und sah, dass die Gebärmutter voller Eiter war und vollständig zerstört. Im Computertomograph konnte man das nicht sehen, im Energiekörper schon. Sie musste ihre Gebärmutter entfernen lassen, und seither ist es gut.

Bei der von mir praktizierten Sichtigkeit oder Medialität ist es nicht möglich, in die Zukunft zu blicken und Dinge vorherzusagen. Wenn ich versuchen würde, die Gewinnzahlen im Lotto zu erraten, wäre ich damit kaum erfolgreicher als jener, der aus dem Bauch heraus seinen Lottoschein ausfüllt oder dies aufgrund irgendeines Systems tut. In meiner Art von Sehen bin ich auf andere Menschen als Mittler angewiesen. Als ich damals in der Landwirtschaftsschule all diese Pflanzennamen hätte wissen sollen, konnte ich diese nicht irgendwie telepathisch in einem Lexikon oder in der legendären Akasha-Chronik nachschlagen. Vielmehr habe ich die Experten vor mir angeschaut, und daraus habe ich meine Chance abgeleitet, diesen Herren gegenüber glattweg zu erklären, mir seien sämtliche Pflanzennamen vertraut.

Die meisten Menschen, die heute zu mir in eine Beratung kommen, wissen, dass ich die Aura lesen kann. Das ist es, was sie zu mir führt. Ich brauche also nicht jedes Mal zu erklären, dass ich hellsichtig bin und was das bedeutet. Dennoch zieht es manch ein Klient vor, mit mir Verstecken zu spielen, statt direkt sein Anliegen zu formulieren. Vor kurzem kam ein Mann zu mir in die Beratung, den ich fragte, seit wann er Kokain konsumiere. Er entgegnete, er sei doch kein Kokser. Da sagte ich zu ihm: «Warte einmal, ich kann mich ja irren, doch so wie die Energie bei dir aussieht, weist sie ein klassisches Muster auf ... und wenn ich von heute an zurückzähle, würde ich sagen, du konsumierst bereits seit fünf Jahren Kokain.» Dann erst gab er es zu, vorher nicht.

Der Bauer liest Schopenhauer

Nach dem Abschluss meiner Ausbildung zum Bauern stand ich zwar mit einem Diplom da, doch neben der Gewissheit, dass ich keinesfalls als Bauer arbeiten wollte, hatte ich nichts, was mir den weiteren Weg gewiesen hätte. Meine Eltern waren der Meinung, es sei gewiss keine schlechte Idee, wenn ich mich weiterbildete, bis ich endlich wisse, was aus mir werden solle. Also wurde beschlossen, mich nach England zu schicken. Unter der Obhut einer Bekannten, die zuvor bei uns als Kindermädchen gearbeitet hatte, sollte ich mein Englisch verbessern. Das stand für den Herbst auf dem Programm. Die Zeit bis dahin verbrachte ich im Ferienhaus unserer Familie in Porto San Stefano an der ligurischen Küste in Italien.

Ende April reiste ich mit einem schweren Koffer dorthin, den ich zuvor in Berner Buchhandlungen mit Büchern gefüllt hatte. Es dürften an die hundert Stück gewesen sein. Die Lektüre war mein eigenes Bildungsprogramm. Ich hatte es mir selbst zusammengestellt und mir vorgenommen, sämtliche Bücher bis Ende September zu lesen. Um dieses Programm zu bewältigen, hielt ich mich an einen strikten Tagesablauf. Um acht Uhr stand ich auf, um neun Uhr begann ich zu arbeiten, das heißt, ich studierte in einem Buch. Draußen hatten wir ein Schwimmbecken. Nach einer Stunde Lesen begab ich mich raus, ging zu Fuß um das Becken herum und rezitierte das Gelesene. Dann ging ich wieder rein und las eine weitere Stunde, anschließend wieder raus. So ging es weiter bis 13 Uhr. Dann nahm ich das Mittagessen ein, später ging ich baden, gönnte mir einen freien Nachmittag. Am Abend stand wiederum Lektüre auf dem Programm.

Ich habe nichts anderes getan als das. Beim Essen verwendete ich ausschließlich die linke Hand und verzichtete auf die Dienste der Rechten. Meine Mutter trieb das zum Wahnsinn. Ich habe es stur durchgehalten, denn ich wollte damit die rechte Gehirnhälfte aktivieren. Dann wiederum habe ich Radio gehört, in der Zeitung gelesen und gleichzeitig in einem Buch – bloß um herauszufinden, ob das überhaupt möglich ist.

Ich habe Schopenhauer, Nietzsche, Freud, Jung und so ziemlich alles gelesen, was sich damals in den Abteilungen Philosophie und Psychologie in den Buchhandlungen hat finden lassen.

Stieß ich in einem der Werke auf neue Referenzen, bat ich meine Mutter, mir diese Literatur bei der nächsten Reise in die Schweiz zu besorgen.

Neben der Lektüre begann ich, einen Roman zu schreiben, dann wieder verfasste ich philosophische Artikel. Einer trug den Titel «Vom Sein des Seins» und war ein Text von zwanzig Seiten. Darauf war ich ganz stolz, und als mein Pate bei uns war und er mich fragte, was ich denn da schriebe, zeigte ich ihm diesen Aufsatz. Nachdem er den Text gelesen hatte, bemerkte er bloß, ich würde das ja wohl irgendwo abgeschrieben haben.

Das hat mich sehr getroffen, entsprach aber der allgemein verbreiteten Haltung in unserer Familie. Mir wurde Derartiges einfach nicht zugetraut. Ich galt als dumm und unfähig. Ich sagte zu mir selbst: «Was soll's?», und verzichtete künftig darauf, Artikel von mir zu zeigen. Ich hatte das ja in erster Linie für mich getan, einfach um mich zu bilden.

Gegen Ende meines Studienaufenthalts in Italien stand mein Entschluss fest, Psychologie zu studieren. Bei der Lektüre war ich auf einen Themenbereich gestoßen, der mich lange nicht mehr losließ: Bewusstsein. Wie kann man wissen, dass man Bewusstsein hat? Was ist Bewusstsein? Wie lässt sich eine Antwort finden, ohne sich ans bloße Buchwissen zu halten – einzig aufgrund eigener Erfahrungen?

Als Experiment tauchte ich im Meer so weit in die Tiefe wie nur immer möglich. Ich hielt so lange die Luft an, wie es überhaupt nur ging, und beobachtete, was dann mit mir passierte. Einmal tauchte ich derart tief, dass mir nach dem Tauchgang die Ohren wehtaten und mir sterbenselend war – worauf ich für zwei Tage das Bett hüten musste und unter grässlichen Schmerzen litt. Ein anderes Mal habe ich in der Küche den Gasherd aufgedreht und wollte sehen, was geschehe, wenn das Gas zu wirken beginne. Würde ich es schaffen, den Hahn noch rechtzeitig zuzudrehen, bevor ich das Bewusstsein verlor und auf dem Küchenboden erstickte – so meine Frage. Es waren Wahnsinnsexperimente, um herauszufinden, ob der Überlebenstrieb stärker ist als das Bewusstsein und der Wille. Er war es, zum Glück.

Ich sagte mir damals, der direkteste Weg, um das Bewusstsein in seinen verschiedenen Formen zu erfahren, liege darin, an die Grenzen zum Tod zu gehen. Seit der Kindheit bedeutet Tod für mich, aus einem Gefährt auszusteigen – und nicht, dass nichts mehr von einem weiter existiert. Aber was ist es, das bestehen bleibt und den Tod überdauert? Mich faszinierte die Frage, wie dieses andere Bewusstsein mit dem Bewusstsein hier zusammenhängt. Nachdem ich über Reinkarnation gelesen hatte, die heiligen Schriften der Hindus, wie beispielsweise die Bhagavadgita, sagte ich mir, dass das, was ich bis dahin durchgemacht hatte – im Heim, in der Schule und so weiter –, das Gefängnis des Mind-Bewusstseins und des Körpers gewesen sei. Offensichtlich konnte man davon aber frei sein, und ich wollte herausfinden, wie man zu dieser Freiheit gelangt.

In Porto San Stefano hatte ich auch eine Freundin. Leider war sie nur in den Ferien dort, eine Italienerin. Sie hätte uns Kindern Italienisch beibringen sollen. Wir hatten es großartig. Am Morgen habe ich mein Lernprogramm strikt durchgezogen. Nachmittags badeten wir, und am Abend gingen wir aus.

Spätnachts im Bett hörte ich Radio-Monte-Carlo. Das war damals einer der wenigen Sender, die Pop-Musik spielten. «Aftermath», diesen Song der Rolling Stones, brachten sie in voller Länge, immerhin elf Minuten. Die Aufnahme musste ich mir unbedingt besorgen.

Ende September kehrte ich in die Schweiz zurück. Ich war zutiefst angefüllt mit dem Wissen dieser vielen Bücher und war entschlossen, den

Aufenthalt in England nicht bloß zur Verbesserung meiner Sprachkenntnisse zu nutzen, sondern wollte mich auch dem Gebiet der Psychologie zuwenden. Ein Studium kam jedoch nicht in Frage, da mir die nötige schulische Qualifikation fehlte.

Unter diesen Vorzeichen kam ich nach Oxford, wo ich im Mansel Cottage ein wunderschönes Zimmer mit Blick in den Garten bewohnte. Judith und Arthur, die Eltern von Selina, die früher einmal bei uns Kindermädchen gewesen war, nahmen mich liebevoll auf und umsorgten mich wie einen eigenen Sohn. Ich liebte die beiden, und ich darf sagen, dass ich in ihnen meine dritten Eltern fand.

Ich besuchte Sprachstunden und schnupperte zur gleichen Zeit im Saint-Johns-College, auf dessen Gelände wir wohnten, an der Psychologie. Da mein Gastvater das College leitete, durfte ich ungefragt an den Vorlesungen teilnehmen, die mich interessierten. In mir entstand der Plan, in der Schweiz ähnlich vorzugehen und auf diese Weise Psychologie zu studieren. Mir ging es ja um das Wissen, ein offizieller Abschluss mit Titel interessierte mich nicht.

Im Herbst und Winter war in Oxford nicht viel los. Von zehn bis fünfzehn Uhr besuchte ich die Schule, nachher gab's Sport. Den Heimweg legte ich oft zu Fuß zurück. Bei Wind und Wetter ging ich durch die englische Landschaft und philosophierte laut vor mich hin. Im Frühling stürzte ich mich in Oxfords Party-Welt. Mit Charles, dem Jungen meiner Gastfamilie, zankte ich über die damals ach so wesentliche Frage «Beatles oder Rolling Stones?». Ich plädierte für die Stones und fand die Beatles «lahme Enten». Einmal spielte Jimi Hendrix bei uns im College. Ich saß ganz vorn, und rundherum roch es nach Haschisch.

Im Mai 1967 lernte ich Brigitte kennen. Sie war Französin, kam aus der Pariser Oberschicht und hatte ein fantastisches soziales Netz. Das beeindruckte mich schwer. Ich zog mit ihr von Party zu Party, den Englischunterricht hängte ich an den Nagel. Brigitte und ich besuchten dieselbe Sprachschule. Irgendwann hätten wir die Prüfung zum Cambridge-First-Certificate ablegen sollen. Ich fand, mit Englisch sei ich mittlerweile ja vertraut, ob ich dieses Diplom machte oder nicht, darauf komme es wohl nicht an. Jetzt war «leben» an der Reihe. Die Hippie-Zeit steuerte auf ihren Höhepunkt zu, weltweit kam es zu ersten Demonstrationen von rebellierenden Jugendlichen und Studenten.

Gleichzeitig standen die Zeichen im Nahen Osten auf Sturm, die Entwicklung gipfelte schließlich im Sechstagekrieg vieler arabischer Staaten gegen Israel. Sollte es zum Krieg kommen, war ich entschlossen, nach Israel zu gehen, um zu helfen. Die Juden waren eine Minderheit, zahlenmäßig waren sie ihren Feinden krass unterlegen. Ich war damals überzeugt, durch meinen mir nicht bekannten leiblichen Vater Jude zu sein. Seine Abwesenheit, seine Flucht ins Ausland, durch die er sich seinen Verpflichtungen in der Schweiz entzog, interpretierte ich als deutlichen Hinweis, dass er und ich wahrscheinlich Juden waren.

An jenem Morgen, als in den Zeitungen stand, der Krieg in Nahost sei ausgebrochen, bestieg ich um sieben Uhr morgens in Oxford den Zug und kam eine Stunde später in London an. Ich hatte meinen Pass dabei und begab mich zur israelischen Botschaft, um dort einem Kibbuz meine Dienste als Landwirtschaftshelfer zur Verfügung zu stellen. In der Botschaft erwartete mich der Schock meines Lebens. Im ganzen Haus wimmelte es von Israelis, die in ihre Heimat zurückwollten. Wie ich standen diese Männer und Frauen in Schlangen vor den Schaltern. Doch die Stimmung war extrem aggressiv. Es war grausam, wie diese Menschen miteinander umgingen. Auf mich wirkte das natürlich nicht gerade motivierend. Schließlich schaffte ich es, mein

Anliegen vorzutragen. Der Mann am Schalter hörte mir aufmerksam zu, bedankte sich höflich und drückte mir einen Stempel in den Pass. Er sagte, in den nächsten zwei Tagen würde ich erfahren, wann ich ausgeflogen werde.

Als ich meiner Mutter in Bern per Telefon eröffnete, ich würde in den nächsten drei Tagen nach Israel fliegen, um dem jüdischen Volk im Krieg beizustehen, war sie völlig aus dem Häuschen. Am Abend telefonierte sie mit Judith und Arthur und flehte diese an, mich an der Abreise zu hindern. Ich saß daneben und hörte Arthur sagen, ich sei doch alt genug, um solche Entscheidungen selbst zu treffen. Er könne mich doch nicht im Zimmer einsperren. Wenn ich gehen wolle, so sei das mein gutes Recht. Und übrigens sei er stolz, dass ich so engagiert sei und nicht einfach rumhinge, wenn Menschen in Schwierigkeiten steckten.

Derweil organisierten meine Adoptiveltern ein Familientreffen der Schochs. Meine dritte Mutter, Judith, rief am nächsten Morgen in der Schweiz an und teilte den Schochs mit, sie sollten bloß nicht auf die Idee kommen, nach England zu eilen, um mich an der Abreise nach Israel zu hindern. In dem Fall würde ich mit Sicherheit nach London verschwinden und mich ihrem Zugriff entziehen. Ohnehin würden sie mich nicht aufhalten können, wenn ich mir das in den Kopf gesetzt hätte. Judith hatte Recht. Doch es kam noch einmal ganz anders ... Zurück in Oxford, wartete ich auf den Bescheid aus London. Um die Zeit totzuschlagen, besuchte ich eine große Party, und dort war wieder Brigitte. Als ich ihr von meinen Plänen erzählte, reagierte sie sehr heftig. Sie stellte meine Motive in Frage und bezeichnete mich als Spinner. Sie schlug vor, mit mir nach Paris zu fahren und die Sommerferien zu zweit im Haus ihrer Familie in Le Touquet zu verbringen. Zusammen könnten wir doch Spannenderes tun, als dass ich alleine nach Israel führe und dort hülfe, wo der Krieg voraussichtlich innerhalb eines halben Monats vorbei sei. Sie fragte mich, was ich dann in Israel wolle, und erinnerte mich an meinen Wunsch, Psychologie zu studieren. Sie schlug vor, mit mir zusammen den Sommer in Frankreich am Meer zu verbringen, und danach könne ich zurück nach Bern, um ein Psychologiestudium zu beginnen.

Dagegen wusste ich wenig einzuwenden. Im Gegenteil: Mir blieb nichts anderes übrig, als ihr zuzustimmen. Als mein Aufgebot kam für Israel, fand ich: vergessen wir's – und tat mich mit Brigitte zusammen. Die Schochs in Bern waren erleichtert, und Brigitte hatte von da an bei meinem Vater einen Stein im Brett.

Ende Juni verließ ich meine dritte Familie in Oxford und fuhr mit Brigitte in meinem alten Auto nach Le Touquet. Wir waren frisch verliebt und verbrachten einen traumhaften Sommer am Meer. Im September fuhren wir nach Paris, wo ich Brigittes Vater kennen lernte. Ihre Mutter war an Krebs gestorben. Diese Familie, steinreich, stammte aus Korsika, und in den Häusern hingen etliche Porträts von Napoleon, zu dem es eine entfernte Verwandtschaft zu geben schien. Man war im Besitz der Wasserwerke von Calais gewesen und hatte diese erfolgreich an den Staat verkauft.

Das Mittagessen und Abendessen wurden stets von Bediensteten mit weißen Handschuhen serviert. Als ich mir im Flur die Schuhe binden wollte, wurde ich darauf aufmerksam gemacht, dass man diese Arbeit hier dem Personal überlasse. Einmal erkundigte sich mein Schwiegervater in spe bei mir, was ich am Nachmittag zu tun gedächte. Als ich zu ihm sagte, dass ich Lust hätte, mich im Kaufhaus Galerie Lafayette umzusehen, zückte er sein Scheckbuch, unterschrieb einen Scheck blanko und erklärte mir, wo ich den Betrag einsetzen müsse. Er war ein rundum lieber Kerl. Ich ging mit ihm einmal ins Kino, und wir sahen uns einen Film mit dem französischen Komiker Louis de Funés an.

Das war doppelt lustig, weil Brigittes Vater dem Schauspieler zum Verwechseln ähnlich war.

Anfang Herbst kehrte ich zurück in die Schweiz. Brigitte begleitete mich, und ich stellte sie meiner Familie vor. Mein Vater war begeistert von dieser Frau aus der High Society. Er freute sich, dass sein Sohn nun versorgt war. Selbst wenn ich nichts arbeitete, war ich im Schoß dieser reichen Familie doch immerhin materiell gut aufgehoben. Natürlich ging mein Vater davon aus, dass Brigitte und ich bald heiraten würden. Daran dachte ich mit meinen zwanzig Jahren aber nicht. Von Brigitte und ihrer Welt war ich fasziniert. Insgesamt war es doch eher so, dass ich auf ihre Leidenschaft antwortete, als dass ich selbst diese Leidenschaft in mir verspürte.

Ich wollte studieren. Und um meine Pläne in die Tat umzusetzen, habe ich im Haus meiner Großmutter in Bern eine Studentenbude gemietet, in die ich alleine einzog. Brigitte war in Paris, wo ich sie ab und zu besuchte. Das Studium interessierte mich jedoch entschieden mehr als die Beziehung zu ihr. Als in Bern das Semester begann, setzte ich mich einfach in die Uni-Vorlesungen, obwohl ich nicht immatrikuliert war. Kontrolliert hat das damals keiner. Es ging alles gut. Doch je weiter ich mit dem Studium kam, desto drängender stellte sich die Frage, wie ich zu einem Abschlusspapier kommen sollte.

An einem Anschlagbrett der Uni entdeckte ich einen Hinweis auf die Vorlesung eines Professor Schibli in Zürich über Hypnose. Das klang viel versprechend, und ich fuhr zu der Vorlesung. Es handelte sich um eine Veranstaltung außerhalb des offiziellen Studienbetriebs, und als würde er ganz persönlich zu mir sprechen, ging der Vortragende hart ins Gericht mit dem offiziellen Psychologie-Studium, wie es an den Universitäten gelehrt wird. Er berichtete davon, soeben den Verband der Schweizer Psychologen gegründet zu haben, der ein eigenes, praxisorientiertes Studium anbiete. Es handelte sich um ein erweitertes Heimstudium, das mit einem Diplom des Verbandes abgeschlossen werden konnte. Ich beschloss, mich für dieses Studium anzumelden, und zugleich wollte ich weiterhin die Vorlesungen an der Uni besuchen.

Ende Oktober fuhr ich nach Paris zu Brigitte. Bevor wir miteinander schliefen, fragte ich sie, ob es ohne Verhütung denn nicht gefährlich sei. Sie hatte stets behauptet, genau zu wissen, wann bei ihr die fruchtbaren Tage seien. Ich vertraute ihr, und diesmal sagte sie, es sei überhaupt kein Problem. Drei Tage später fuhr ich zurück nach

Bern. Vier Wochen drauf rief sie an und teilte mir mit, sie sei schwanger.

Ich machte mich sogleich stark für eine Abtreibung, sie stellte sich dagegen und sagte, aufgrund ihres katholischen Hintergrunds komme eine Abtreibung nicht in Frage. Das war übel. Sie kam nach Bern. Wir teilten es meinen Eltern mit. Ich erinnere mich noch, wie wir in der Praxis meines Vaters standen. Von ihm, dem Arzt, erwartete ich Unterstützung, oder zumindest hoffte ich, er würde uns den einen oder anderen nützlichen Tipp geben. Das Gegenteil war der Fall. Als er es erfuhr, umarmte er Brigitte und sagte: «Ich bin ja so glücklich für dich!» Ich sah zu und dachte nur: «Scheiße!» Auch meine Mutter war überglücklich. Beide freuten sich auf die Hochzeit, denn offensichtlich waren sie der Ansicht, ihr Sorgenkind auf diese Weise elegant untergebracht zu haben. Wider Erwarten hatte ich es im Leben ja doch noch zu etwas gebracht.

Die Verlobung wurde im Maxime gefeiert, einem der besten Nachtclubs von Paris. Am eindrücklichsten blieb mir ein Bild meiner Großmutter, die am Schluss auf dem Stuhl tanzte. Ich saß im totalen Elend daneben und dachte: «Nein, bitte nicht! Lasst mich erwachen, und es war nichts als ein böser Traum.» Ich wollte nicht heiraten, und vor allem wollte ich kein

Kind. Brigitte hingegen war überzeugt, in mir den Mann fürs Leben gefunden zu haben, und sie freute sich auf unser gemeinsames Leben.

Auch die Hochzeit wurde in Paris gefeiert. 500 Gäste kamen zum Bankett im Festsaal der Académie des Sciences. Wer eintrat, wurde von einem Diener angekündigt, der mit einem Stab auf den Boden klopfte und in den Saal rief: «Madame et Monsieur X!» Weiter hinten im Raum stand für die Gäste ein fantastisches Büfett bereit. Auf dem Tisch thronte wie ein Pokal eine große Schüssel, gefüllt mit Kaviar. Die Rechnung für all das wurde selbstverständlich von meinem Schwiegervater übernommen.

Von Brigittes Schwangerschaft wusste die Hochzeitsgesellschaft offiziell nichts. Um den Schein zu wahren, wurde ich sogar noch ausquartiert in ein nobles Hotel, wo ich die Nacht vor der Hochzeit alleine verbrachte. Die Trauung fand um elf Uhr morgens in einer katholischen Kirche statt. Darauf hatte Brigittes Familie bestanden, und von mir wurde auch verlangt, dass ich mit Unterschrift versprach, unseren Nachwuchs im katholischen Glauben zu erziehen. Mir war das egal, und ich unterschrieb.

Am Vorabend saß ich trübsinnig und allein in meinem Hotelzimmer. Am Kleiderhaken hing der Frack für den nächsten Tag, ich studierte

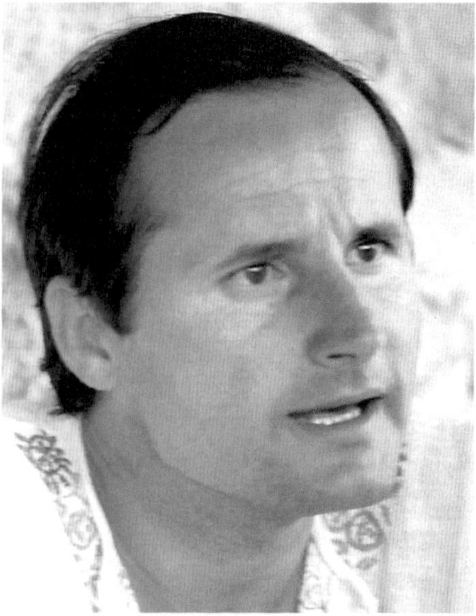

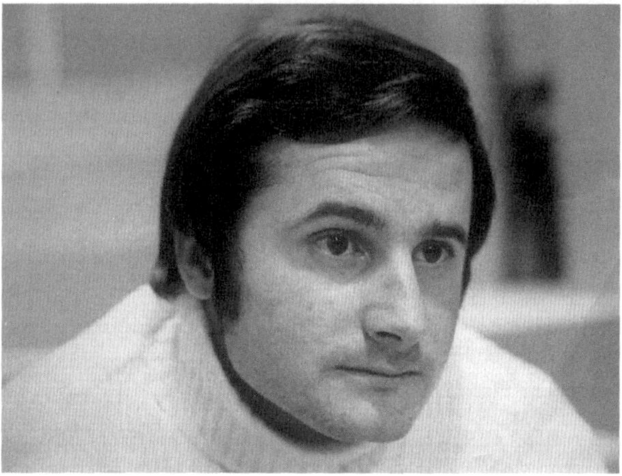

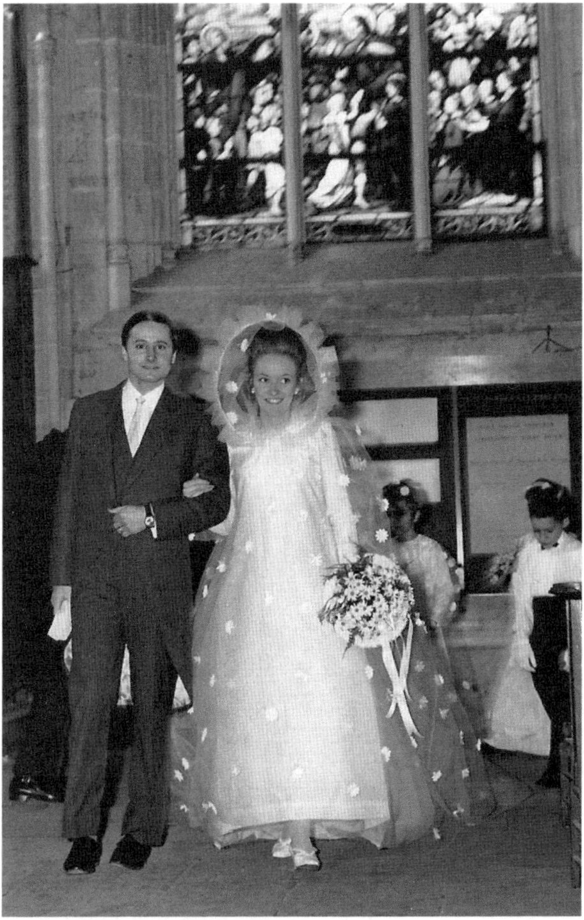

Kein Tag der Freude: Hochzeit mit Brigitte in Paris,
im legendaären Mai 1968
Links, unten: Portrait aus der Zeit als Mitarbeiter beim
Schweizer Fernsehen. Links, oben: Celidona 1978

den Fahrplan der Züge zurück in die Schweiz und überlegte mir, wie ich dem goldenen Käfig entkommen könnte. Schließlich schickte ich mich ins scheinbar Unvermeidliche. 24 Stunden später war ich verheiratet und saß mit Brigitte in einem Nachtzug, der uns für die Flitterwochen in den Süden brachte.

Nach Ostern zog Brigitte zu mir in die Schweiz. Wir hatten eine Wohnung in Worb bei Bern. Ich ging wieder zur Uni. Sie wollte in Fribourg Literatur studieren. Ich verbrachte die meiste Zeit, wenn ich nicht an der Uni war, zu Hause. Am 30. Juni 1968, während in Paris die Pflastersteine flogen und Studenten und Arbeiter die Revolution probten, kam in Bern unser Sohn Stephane zur Welt.

Von dem Augenblick an, als Stephane da war, war es um mein Studium geschehen. Brigitte verfolgte ihre Studienpläne derart mit Nachdruck, dass meine eigenen, doch eher vagen Absichten auf der Strecke blieben. Mir blieb gar nichts anderes übrig, als zu Hause zu bleiben und mich um das Kind zu kümmern. Stephane hatte sie innerhalb einer halben Stunde geboren. Stillen wollte sie ihn nicht, da sie fand, das verunstalte ihre Brüste. Sie pumpte morgens ihre Milch ab, dann fuhr sie nach Freiburg zur Uni, und abends kehrte sie zurück.

Für unseren Unterhalt hätten wir uns ja aus der Schatulle von Brigittes Familie bedienen können, doch irgendwie galt die Meinung, ein rechter Mann müsse im Stande sein, seine Familie zu ernähren. Da ich unabhängig sein wollte, konnte ich dieser Vorstellung durchaus gute Seiten abgewinnen. Also sah ich mich nach einer Stelle um. Nebenbei setzte ich das Fernstudium beim Verband Schweizer Psychologen fort, sodass ich erwarten durfte, in einem Jahr ein Diplom in der Tasche zu haben.

Auf ein Inserat hin bewarb ich mich als Redakteur bei einer im Aufbau begriffenen neuen Zeitung. Es handelte sich um die «Schweizer Mittellandzeitung» mit Sitz in Obererentfelden, Kanton Aargau. Der Verleger, ein schwerreicher, umtriebiger Mann mit viel versprechenden Ideen, hieß Knoblauch. Ich stellte mich bei ihm vor und wurde sogleich engagiert. Wir zogen um in eine Dreizimmerwohnung in tiefer Provinz, wo wir mit einem Kindermädchen und einem Spaniel-Hund lebten. Brigitte war ständig auf Achse, mit dem Kindermädchen kümmerte ich mich um die Betreuung von Stephane, und für die Schweizer Mittellandzeitung erstellte ich drei Mal hintereinander eine Null-Nummer.

Nach einem halben Jahr wurde mir klar, dass die Schweizer Mittellandzeitung in Wirklichkeit nie erscheinen würde. Ich brauchte eine neue Stelle, und so bewarb ich mich auf ein Inserat hin beim Schweizer Fernsehen. Ich wurde dort eingestellt als Chef der damals immer beliebter werdenden Quizsendungen.

Brigitte war über meine berufliche Wandlung alles andere als erfreut. Die Vorstellung, dass ich mich mit Schlagersternchen abgab und verantwortlich zeichnete für Unterhaltungssendungen wie Mäni Webers «Dopplet oder Nüt», war eine Beleidigung für ihren Sinn für Klasse und Niveau. Weit lieber hätte sie mich gesehen als Mitarbeiter eines intellektuell anspruchsvollen Blattes. Sie als ausgesprochener Beziehungsmensch knüpfte stets Fäden in alle möglichen Richtungen und verfügte über Verbindungen zu einflussreichen Menschen. Ich weiß heute noch nicht, wie, doch in ihrem Ringen um mich brachte sie es tatsächlich zustande, dass mich eines Tages Hans Staub, damals Chefredakteur der renommierten *Weltwoche*, beim Fernsehen anrief und mir eine Stelle anbot.

Ich lehnte ab, denn mir gefiel mein Tätigkeitsfeld. Ich schnupperte den Duft der Freiheit. Die Beziehung zu Brigitte war von Anfang an geprägt von einem starken Ungleichgewicht zwischen uns. Zu Beginn war ich sehr beeindruckt von ihrer Weltläufigkeit, von ihrer Beflissenheit und von der Selbstverständlichkeit, mit der sie sich in der Gesellschaft bewegte und ihr Beziehungsnetz spielen ließ. Bald merkte ich, wie sehr ich mich von ihr unter die Fittiche nehmen ließ und meinen Handlungsspielraum einbüßte. Als wir uns bereits das erste Mal räumlich trennten und ich in Bern zu studieren begann, ging ich Beziehungen zu Frauen ein, die mich auf einer umfassenderen Ebene ansprachen als Brigitte.

Aber sie hat um mich gekämpft. Als ich mich nur ein Jahr nach unserer Hochzeit scheiden lassen wollte, brachte sie ihren Vater dazu, mir ein Angebot zu machen: Er schlug vor, dass wir uns für drei Jahre trennten und ich auf seine Kosten in den USA leben würde. Ich könne dort tun und lassen, was ich wolle. Seine einzige Bedingung für diesen Handel bestand darin, dass ich nach den drei Jahren zu seiner Tochter zurückkehrte. Ich konnte das nicht annehmen, und so trennten sich Brigittes und mein Weg.

Die Umstände, unter denen das geschah, waren äußerst unerfreulich. Brigitte nahm sich einen teuren Anwalt, und es kam zu einer Kampfscheidung. Da sie den Richter aber nicht zu überzeugen vermochte, als sie mich vor Gericht schlecht machte und mit völlig überzogenen Forderungen auftrat, kam ich glimpflich davon.

Ich wurde verpflichtet, für Stephane im Monat 300 Franken Alimente zu bezahlen.

Dann waren wir geschieden. Ein halbes Jahr später heiratete Brigitte erneut, und zwar einen Mann, der sich heimlich mit mir getroffen hatte, um durch mich herauszufinden, wie er sie für sich erobern könne. Brigittes neuer Mann war gläubiger Jude, was dazu führte, dass mein Sohn nicht bloß von ihm adoptiert wurde, sondern auch im jüdischen Glauben aufwuchs. Ich behielt für Stephane zwar den Status des leiblichen Vaters, verlor den Kontakt zu ihm aber, bis er volljährig war und begann, seine eigenen Wege zu gehen.

Spiel mit Grenzen

Von 1969 an war ich angestellt beim Schweizer Fernsehen und arbeitete in der Abteilung Unterhaltung als Chef der Quizsendungen. Für diese Position war ich noch sehr jung, und da die Sendungen, die ich als Redakteur und Produzent betreute, beim Publikum äußerst beliebt waren, machte ich mir in diesem starr geführten Staatsbetrieb nicht nur Freunde. Mit Mäni Weber habe ich die Wettshow «Dopplet oder Nüt» gemacht, mit Robert Lembke das heitere Beruferaten «Was bin ich?», daneben «Gravissimo», das Verkehrsquiz «Rot, Grün, Gelb» und später betreute ich die Schweizer Redaktion von «Wünsch dir was», der internationalen Familienshow mit Dietmar Schönherr und Vivi Bach. Gelegentlich hatte ich drei, vier Sendungen innerhalb eines einzigen Monats zu betreuen, und daneben sollte ich neue Konzepte erstellen für Sendungen, die es noch nicht gab.

Ich lag im Dauer-Clinch mit meinem Chef, der sich vollkommen mit der damals auslaufenden Samstagabend-Show «Spiel ohne Grenzen» identifizierte und im Grunde keine Neuerungen wünschte. Ich war dafür zuständig, die Nase im Wind zu halten und für die Shows attraktive Gäste und Musiker aufzubieten. Einmal wollte ich den im Tessin lebenden deutschen Schriftsteller Hans Habe mit Fragen von Mäni Weber konfrontieren, doch das wurde noch am Morgen vor der Sendung «von oben» verboten. Ein anderes Mal wollte ich das Trio Eugster am gleichen Tag in einer Sendung vorstellen, an dem die Eugster der Öffentlichkeit einen neuen Hit präsentierten. Wieder kam aus der Chefetage ein Njet, und ich musste klein beigeben.

Ich hatte beim Fernsehen zwar Erfolg. Ich konnte dort kreativ arbeiten und hatte Kontakt zu unterschiedlichsten Menschen, was ich liebte. Mir wurden von anderen Sendern Stellen angeboten, doch nach zwei Jahren war mir klar, dass ich in diesem Metier nicht alt werden wollte. Ich sah mich nach einer neuen Stelle um, bei der ich mein psychologisches Wissen einbringen konnte. Den Lehrgang des Verbands Schweizer Psychologen hatte ich inzwischen abgeschlossen und stand als diplomierter Psychologe da.

So wurde ich Personalassistent bei Control-Data, einem amerikanischen Unternehmen, das Schweizer Universitäten und Firmen bei der Einführung von EDV betreute. Meine Aufgabe bestand darin, mich um das seelische Wohlbefinden der Mitarbeiter zu kümmern. Viele der Angestellten kamen aus den USA, waren auf ihrem Gebiet hochgebildete Spezialisten, denen in der Schweiz fernab ihrer gewohnten Verhältnisse die Decke auf den Kopf fiel. Ich merkte bald, dass ich diesen Menschen am Arbeitsplatz wenig helfen konnte. In Zürich richtete ich ein neutrales Büro ein, wo mich die Angestellten während der Arbeitszeiten besuchen konnten, um bei mir ihre Seele durchzulüften. Viele Mitarbeiter waren in Genf und Lausanne beschäftigt, später kamen Leute dazu, die bei Sulzer in Winterthur und bei der Schweizer Bankgesellschaft, dem Vorläufer der UBS, tätig waren.

Die Leitung von Control-Data saß in den USA. Leider hatten die Manager dieser Firma wenig Verständnis für die kulturellen Unterschiede zwischen den USA und Europa. Die meisten Entscheidungen wurden von der Firmenzentrale aus in arroganter Manier über die Köpfe der Europäer hinweg gefällt, sodass sich bald einmal ein Scheitern der Expansion in die Schweiz abzeichnete. Als ich einmal bei einem Meeting im Hauptquartier in Minnesota war, sagte ich zur Führungsriege: «We are not the white negroes.» Diese Bemerkung wurde mir äußerst übel genommen. Zurück in der Schweiz, wurde ich von meinem Chef gemaßregelt. Ich entgegnete, als Personalassistent sei ich wohl dazu da, auf solche Missstände aufmerksam zu machen und sie zu benennen. Doch das war es nicht, was man in dieser Firma hören wollte. Auch in Deutschland, im Hauptquartier Europas, kam es dauernd zu Streit zwischen den Amerikanern und den Europäern. Schließlich brach alles zusammen, und der Laden musste geschlossen werden. Doch da war ich schon woanders – ich hatte mich bereits vor dem Zusammenbruch nach einer neuen Stelle umgesehen.

Durch die Erfahrung bei Control-Data war mir klar geworden, dass ich mich in der therapeutischen Arbeit mit Klienten am besten verwirklichen konnte. Durch den Verband Schweizer Psychologen war ich bekannt geworden mit Werner Billetter, der sich Doktor der Psychologie nannte, therapeutische Kurse leitete und Klienten in Einzelsitzungen betreute. Einen Doktortitel hatte er zwar nicht, und zweimal wurde er wegen der missbräuchlichen Verwendung dieses Titels auch abgestraft. Der Mann war jedoch eine beeindruckende Persönlichkeit, sodass viel Prominenz in seine Kurse pilgerte. Professor Schibli, der Gründer des Verbands Schweizer Psychologen, war der Mentor von Werner Billetter.

Ich kam zu Werner Billetter durch Schiblis Empfehlung, um mich von ihm behandeln zu lassen. Ich sollte bei ihm meine Lehranalyse absolvieren. Für einen Psychologen gehört sich das einfach so. Also ging ich hin und tat mein Bestes. Ich erzählte von meiner Kindheit und forschte unter Werners Anleitung nach frühen Prägungen. Insgesamt schien mir das jedoch ein nutzloses Unterfangen, weit lieber wäre ich der Frage nachgegangen, was ich in der Gegenwart fühlte. Als Werner dann auch noch begann, mir wegen meines Lebenswandels Vorwürfe zu machen, und mir vorhielt, dass ich mich in der Liebe nicht festlegte, sondern zu mehreren Frauen gleichzeitig eine Beziehung hätte, drehte ich den Spieß um. Das war offensichtlich nicht mein Problem, sondern seines. Ich fragte ihn, was das für eine Frau sei, die ich in seiner Aura wahrnähme. Es handelte sich um eine Geliebte, die er vor seiner Frau verheimlichte. Jetzt wurden die Dinge wirklich interessant, und es war dann eher so, dass er zu mir in die Therapie ging als ich zu ihm. Werner liebte mich, und wir hatten ein ausgezeichnetes Verhältnis, aber meine Therapie bei ihm, die war nach zwei Stunden zu Ende.

Als Professor Schibli an Krebs erkrankte und nach einem Nachfolger für seine Schule suchte, haben Werner und ich die Chance gepackt und ein Institut gegründet, mit dem wir Schiblis «Akademie für Angewandte Psychologie» übernahmen und gemeinsam weiterführten. Wir mieteten in einem Außenbezirk von Zürich ein Haus und eröffneten 1973 das «Analytische Zentrum». Psychologie war das Angebot der Stunde. Wir hatten bald rund hundert Studenten, die bei uns Fernunterrichts-Kurse belegten und abends die Schule besuchten. Im Zentrum arbeiteten sieben Therapeutinnen und Therapeuten, die Studenten kamen zu Einzel- und Gruppentherapien oder zu Kursen, die wir in den Schulungsräumen der unteren Stockwerke abhielten. In der Einzelarbeit boten wir Gesprächstherapie an und Vegetotherapie nach Reich. Im Haus stand auch ein so genannter Orgon-Akkumulator.

Unser Betrieb lief sensationell. Mit Werner zusammen arbeitete ich als Direktor des Zentrums, daneben unterrichtete ich, gab Einzelsitzungen und nahm die Prüfungen ab. Die Buchhaltung besorgte Werners Frau. Nach dem ersten Betriebsjahr war auf unserem Konto kein Geld mehr, obwohl die Schule doch fantastisch lief und Gewinn hätte abwerfen müssen. Da konnte etwas nicht stimmen. Mit der Zeit kam ich dahinter, dass die Billetters sich eigenmächtig aus der Kasse bedienten und den Gewinn beiseite schafften. Nach nur einem Jahr Betrieb war unsere Schule ausgeplündert und stand vor dem Zusammenbruch. Ich nahm Werner ins Gebet und versuchte unter Hinzunahme eines Mannes aus der Wirtschaft das Steuer herumzureißen. Doch ein Jahr später kam das endgültige Aus, und die Schule musste schließen. Damals entstand in Zürich das heute noch florierende «Institut für Angewandte Psychologie». Dessen Begründer waren natürlich froh, eine Konkurrenz weniger zu haben.

Für meine weitere Arbeit hatte ich durch die Erfahrungen mit dem Analytischen Zentrum Wesentliches gelernt. Viel wichtiger für mich war jedoch, dass ich 1974 mit Werner nach Athen fuhr, um dort an einer privaten Schule Psychologie zu unterrichten. An der Universität von Athen gab es damals noch keine Lehrveranstaltungen über Psychologie. Um diese Lücke zu füllen, wurden Lehrer der Universität Montpellier und eben wir vom Analytischen Zentrum nach Athen eingeladen, um dort Gastvorlesungen zu halten.

Im Rahmen dieser Lehrveranstaltungen leitete ich eine Gruppe zum Thema «Psychotherapeutische Gruppendynamik». Meine Stunde begann nachmittags um 16 Uhr. Ich stand auf dem Flur vor der Tür meines Raums, als drüben bei Werners Vorlesung die Türe aufging und eine

Frau heraustrat, von der ich sogleich wusste: «Die ist es.» Ich sah ihre Aura, ihre Schönheit, ihre Eleganz, auch etwas Unschuldiges und zugleich Dynamisches – all das zusammen in dieser einen Person, die soeben auf mich zukam: Effie, eine 22-jährige griechische Studentin. Mir blieb nicht viel Zeit, mich der Bewunderung hinzugeben. Der einzige Weg, an sie heranzukommen, bestand darin, sie in meine Vorlesung einzuladen. Das tat ich. Sie lächelte und setzte sich in mein Seminar. Damit begann unsere Beziehung ...

Anfang der siebziger Jahre kam im Gefolge der 68er-Revolte auch in der Psychiatrie einiges in Bewegung. Psychische Probleme und Erkrankungen wurden nicht länger als individuelles Schicksal oder rein physiologische Störungen der Nervenfunktionen betrachtet, sondern als Ausdruck von gesellschaftlichen Verhältnissen. Führende Forscher wie der schottische Psychiater Ronald Laing oder der italienische Psychiater Roberto Basaglia traten dafür ein, dass Geisteskranke nicht mehr aus der Gesellschaft gedrängt und wie gemeingefährliche Irre hinter Anstaltsmauern gehalten wurden. In Triest wurde unter Basaglia experimentiert mit der «offenen Psychiatrie»: Die Patienten lebten in therapeutischen

Wohngemeinschaften zusammen, wo sie von Ärzten und Pflegern innerhalb der Gesellschaft betreut wurden, was die Möglichkeiten ihrer sozialen Integration erheblich verbesserte.

Schon früh, während ich noch für Control-Data tätig war, beteiligte ich mich an einem ähnlich gelagerten Versuch in Greifensee bei Zürich, wo außerhalb der Stadt in schneller Folge große Wohnsiedlungen erstellt worden waren. In Absprache mit der Gemeinde und dem örtlichen Pfarrer bildete ich eine Gruppe, die sich einmal pro Woche zum Austausch im Zentrum der Gemeinde traf. Ich habe diese Gruppe über Jahre begleitet. Bei dieser Arbeit wurde mir deutlich, dass es viele Menschen gab, die zwar an akuten psychischen Problemen litten, in einer geschlossenen psychiatrischen Anstalt aber nicht gut aufgehoben waren. Diese Leute waren vielleicht verrückt, sie litten an Depressionen und ähnlichen Krankheiten, doch von der damaligen Psychiatrie konnte ihnen eher schlecht als recht geholfen werden. Fasste man die Leiden dieser Menschen als Symptome von tiefer liegenden sozialen Problemen auf, wie wir es damals taten, so machte es durchaus Sinn, Wohngruppen zu bilden und solche Patienten draußen in der Gesellschaft mit Gruppentherapie zu betreuen.

Vor diesem Hintergrund begann ich parallel zu meinem Ausstieg aus dem Analytischen Zentrum Kontakte zu knüpfen und mich mit Behördenvertretern zu treffen, um einen Trägerverein auf die Beine zu stellen zur Betreuung von therapeutischen Wohngruppen: des Hi-Ho-Kollektivs. Im Frühling 1974 konnten wir an der Seestraße in Zürich ein Haus eröffnen mit vier Wohnungen. In jeder Wohnung lebte ein Patient zusammen mit drei Betreuern. Diese Zusammensetzung von eins zu drei mag auf den ersten Blick vielleicht erstaunen. Doch wenn man Psychotiker oder Schizophrene wirklich betreuen will, ohne sie mit Medikamenten vollzustopfen und ruhig zu stellen, ist das mit einer geringeren Anzahl von Betreuern nicht zu bewältigen.

An der Finanzierung dieses Aufwands haben sich Stadt und Kanton Zürich beteiligt. Daneben wurden wir unterstützt durch Professor Uchtenhagen, einem der Leiter der städtischen psychiatrischen Universitätsklinik Burghölzli. Die Invalidenversicherung hat sich fallweise an der Finanzierung beteiligt, und es gab Zuwendungen aus dem kantonalen Lotteriefond. Im Rahmen ihrer Möglichkeiten haben sich auch die Patienten beziehungsweise deren Familien an den Kosten beteiligt. Einmal kam ein Vater mit seiner 16-jährigen Tochter aus Deutschland. Sie wussten nicht mehr, was sie mit dem Mädchen hätten anstellen sollen. Wir haben sie bei uns aufgenommen. Die Familie war sehr reich und hat die gesamten Kosten für Aufenthalt und Behandlung übernommen.

Wenn jemand bei uns eintreten wollte, musste er sich der Vollversammlung stellen. Bei diesen Versammlungen waren sämtliche Beteiligten anwesend und haben mitbestimmt. Für wichtige Entscheidungen brauchte es stets einen Konsens, und bis der zustande kam, konnte es zuweilen ziemlich lange dauern. Die Vollversammlung fand einmal pro Woche statt. Sie begann am Mittwochabend um 18 Uhr. Im Durchschnitt nahmen 60 Leute daran teil, und es konnte schon einmal vorkommen, dass bis morgens drei Uhr beraten wurde. Namhafte Psychiater wie Berthold Rothschild und Emanuel Hurwitz waren dabei, und immer auch Praktikanten und Psychologiestudenten von den Universitäten Zürich, Berlin und Freiburg im Breisgau.

Studenten, Therapeuten, Psychiater, Klienten und Menschen, die an der Sache einfach interessiert waren, wir alle saßen zusammen und tauschten uns in einer herrschaftsfreien Atmosphäre aus. Die Klienten waren nur ein Teil des Geschehens, und es war bei weitem nicht so, dass einzig ihr psychisches Leiden die Gespräche bestimmt hätte. Es ging ja auch nicht wirklich um die so genannte Verrücktheit der akut Leidenden, sondern um das, was mit uns allen passiert. Das war unser Verständnis damals, und diese Haltung war die Grundlage für die fantastische Atmosphäre und Kreativität jener Gruppe.

Natürlich habe ich mich bei der Arbeit mit dieser Gruppe und in der Einzeltherapie von meiner Wahrnehmung der Aura leiten lassen. Aber es wäre mir nicht im Traum in den Sinn gekommen, mich als hellsichtig zu bezeichnen und den Leuten erklären zu wollen, was ich sah. Ich hatte innerlich beschlossen, diese Ebene wegzulassen, und drückte das, was ich wahrnahm, so gut das eben ging, in jener Sprache aus, die damals gebraucht und verstanden wurde. Der Ton der Zeit wurde bestimmt von Intellektuellen. Denen brauchte man nicht mit Gefühlen und so genannt außersinnlichen Wahrnehmungen zu kommen. Das wäre nicht verstanden worden. Und so kam auch keiner auf die Idee, mir irgendeine besondere Fähigkeit zu attestieren.

Insgesamt erzielten wir mit dem Hi-Ho-Kollektiv einige sehr schöne therapeutische Erfolge. Allerdings betrieben wir auch einen enormen Aufwand, und das begann an unseren Kräften zu zehren. Gelegentlich kam es zu Schauergeschichten: Einmal zündete uns ein Patient das Haus an, sodass das gesamte oberste Stockwerk ausbrannte. Es war ein Drogensüchtiger, dessen Gefahrenpotenzial wir nicht richtig eingeschätzt hatten. Bei uns gab es ja im ganzen Haus weder Drogen noch Medikamente. Einmal wurde nachts unser Haus von Polizisten mit Maschinenpistolen umstellt. Wir hatten damals Assistenten aus Heidelberg, und von denen wurde vermutet, dass sie in Verbindung zur deutschen Terrorgruppe Rote-Armee-Fraktion (RAF) standen.

1976, nach rund zwei Jahren Betrieb, kam es zum großen Knatsch: In der Vollversammlung erhoben sich die fünf Klienten, die wir damals als Bewohner im Haus hatten, und sagten: «Jetzt ist Schluss, wir haben genug von all diesen Uni-Psychologen und Pseudobetreuern, die uns wie Versuchskaninchen oder Schweine behandeln, die mit uns Experimente veranstalten, um durch uns etwas lernen zu können. Diese Spiele sind jetzt vorbei. Wir wollen die nicht mehr.» Die Patienten setzten sich durch, und uns blieb nichts anderes übrig, als uns auf einen Schlag von dreißig Betreuern zu trennen, die bis dahin von außen dazugekommen waren, um unsere Arbeit zu unterstützen.

Der Aufstand der Patienten war ein großes Ereignis, in den Medien wurde ausführlich darüber berichtet. Das waren vielleicht keine guten Schlagzeilen. Dennoch waren wir auf die Beachtung der Medien angewiesen, wenn wir die für den Betrieb dringend benötigten Spendengelder zusammenbringen wollten. Im Grunde waren wir wirtschaftlich stets am Strampeln und mussten uns permanent Neues einfallen lassen, um an Spenden zu gelangen. Wir hatten ein großes Sparschwein, stellten in der Stadt immer mal wieder einen Stand auf und sammelten Spenden. Als im Kino der Film «Einer flog übers Kuckucksnest» gezeigt wurde, stellten wir unseren Stand vor dem Kinoeingang auf und machten die Zuschauer mit Flugblättern darauf aufmerksam, dass Patienten bei uns anders behandelt wurden, als das im Film mit Jack Nicholson gezeigt wird. Eine unserer Klientinnen hatte den Auftrag, Spenden zu sammeln, offenbar so sehr verinnerlicht, dass sie sich das Sparschwein schnappte und damit nackt auf die Straße stürmte. Als eine Tram kam, stellte sie sich auf die Schienen und brachte den Fahrer dazu, ihr die Türe zu öffnen. Nackt ging sie durch den Tramwagen und sammelte bei den Passagieren Geld. Bis die Polizei kam, um sie zu verhaften, hatte sie auf diese Weise immerhin hundert Franken gesammelt.

Im Verlauf der ersten drei Jahre reduzierte sich die Zahl der regelmäßigen Mitarbeiter des Hi-Ho-Kollektivs auf eine Kerngruppe, und es wurde klar, dass das Experiment, wenn es Bestand haben sollte, in eine neue Struktur überführt werden musste. Ich zog mich aus der Leitung zurück, stand der Gruppe aber weiterhin als freier Mitarbeiter zur Verfügung. In der Folge entwickelte ich mit Leuten aus der Sozialarbeit wie dem Zürcher Pfarrer Ernst Sieber und anderen ein Konzept, aus dem später verschiedene therapeutische Wohngemeinschaften hervorgingen, die in die Zürcher Gassenarbeit (Zagib) integriert wurden.

Durch die Arbeit mit dem Hi-Ho-Kollektiv wurde ich reif für einen qualitativen Wechsel. Mir war klar geworden, dass es sich lohnt, eine Unterscheidung zu treffen zwischen seelischer Krankheit und dem, was seit Sigmund Freud als Neurose bezeichnet wird. Wirklich helfen kann ich mit meinen Möglichkeiten den so genannten Normalneurotikern. Wer an einer schweren psychischen Störung leidet, ist bei einem Psychiater mitunter besser aufgehoben, und der Einsatz von Psychopharmaka ist nicht a priori abzulehnen.

Gegen Ende meiner Zeit beim Hi-Ho-Kollektiv hatte ich drei Männer besucht und bei der

Arbeit beobachtet. Alle drei eröffneten mir auf ihre ganz eigene Weise neue Perspektiven: Bhagwan Shree Rajneesh, der indische Guru, der von seinen Anhängern später Osho genannt wurde; der indische Freigeist Krishnamurti; und der dänische Heiler Bob Moore.

Glückselig

Mitte der siebziger Jahre hat mein Leben an einem einzigen Tag eine entscheidende Wende genommen, und in jener Zeit begegnete ich drei Männern, die mir, jeder auf seine Weise, aufzeigten, wie sich meine Gaben zum Nutzen anderer verwenden lassen: Bhagwan Shree Rajneesh, Krishnamurti und Bob Moore.

Mit Bob Moore kam ich durch ein befreundetes Paar in Verbindung, das in Amsterdam bei ihm einen Kurs belegte. Sie erzählten mir von einem Heiler, der sich die Menschen anschaue und dann über deren Aura spreche. Sie sagten, dieser Mann habe viel Ähnlichkeit mit mir, den müsse ich unbedingt kennen lernen. Das klang vielversprechend. Also fuhr ich im November 1976 nach Amsterdam und besuchte einen Kurs von Bob Moore, der gut zwanzig Jahre älter ist als ich. Als ich das erste Mal bei ihm war, saß rund ein Dutzend Leute in seiner Gruppe.

Was Bob machte, gefiel mir enorm, und wir hatten von Anfang an einen guten Draht zueinander. Da habe ich ihm angeboten, in der Schweiz Kurse für ihn zu organisieren. Er nahm die Einladung an, und so unterstützte ich ihn kontinuierlich dabei, seine Arbeit in der Schweiz auszubauen. Auf dem Höhepunkt seiner Popularität hatten wir 1500 Leute in seinem Kurs.

Bob ist Ire. Die Gabe der Hellsichtigkeit hatte er von Anfang an. In Großbritannien war er mit Sophie Moore verheiratet und arbeitete als Vertreter einer Elektronikfirma. Mit seiner Frau, einem wohl noch heute aktiven englischen Medium, hatte er einen Sohn. Dann verliebte Bob sich in eine Dänin. Er ließ sich scheiden und zog nach Dänemark, wo er mangels anderer Erwerbsmöglichkeiten begann, Leute zu beraten und Heilungen anzubieten. Zunächst geschah das alles zu Hause bei ihm im Wohnzimmer, und es kam jeweils etwa ein halbes Dutzend Menschen.

Bob und ich waren gewissermaßen durch eine Arbeitsbeziehung miteinander verbunden. Wenn er in der Schweiz Kurse gab und die Aura von Klienten analysierte, saß ich stundenlang neben ihm und habe seine Wahrnehmung mit der meinen verglichen. Später kehrten wir es um: Ich las die Aura einer Klientin, während er daneben saß und mir Rückmeldungen gab. Gesehen haben wir unterschiedliche Farben. Wenn ich bei einer Klientin zum Beispiel in der Bauchgegend eine gelbe Farbe sah, nahm Bob dort Braun wahr. Auf diesen Unterschied in den Farben kommt es aber nicht an, ausschlaggebend ist, wie der Aurasichtige seine Wahrnehmung interpretiert. Ich konnte aufgrund der von mir wahrgenommenen Farbe Gelb intuitiv zum Schluss kommen, dass es sich um Krebs handelt, und Bob kam über Braun zur selben Diagnose. Das haben wir uns mitgeteilt, und so konnten wir uns immer feiner aufeinander abstimmen.

Etwas sehen ist das eine, daraus die richtigen Schlussfolgerungen ziehen, das andere. Wenn man das einmal verstanden hat, kann man nur noch den Kopf schütteln und lachen über die vielen haltlosen Behauptungen, die über die Aura und die darin auftretenden Farben in Umlauf sind. Da heißt es beispielsweise, wer in seiner Aura viel Grüntöne habe, sei der geborene Gärtner. Das ist absoluter Nonsens, denn es ist nicht nur so, dass jeder Sichtige farblich etwas anderes sieht, sondern die Aura selbst ist in ihrem Farbaufbau auch ständig in Bewegung und Veränderungen unterworfen. Und wenn man einmal weiß, was man da sieht, muss man es schließlich noch dem jeweiligen Patienten vermitteln können.

Bob verfügte über einen reichen Schatz an Erfahrung. Bei ihm habe ich gelernt, nicht jedem Klienten unmittelbar zu sagen, wie es in seiner Aura aussieht, sondern ab und zu auch einmal eine Aussage in eine Frage zu kleiden und als Möglichkeit darzustellen. Natürlich geschah das nicht von einem Tag auf den anderen. Ich musste von ihm auch dazu ermutigt und überzeugt werden, diese Gabe bewusst einzusetzen, sie nach außen zu tragen und anderen damit zu helfen. Einmal beklagte ich mich bei Bob, es dauere mir einfach zu lange, bis ich das, was ich sah, richtig übersetzen und kommunizieren könne. Er wollte mich beruhigen und sagte, es werde bei mir noch drei Jahre dauern, dann sei ich so weit und könne selbstständig loslegen. Für mich war das überhaupt kein Trost, denn drei Jahre waren nach meinem damaligen Verständnis eine furchtbar lange Zeit. Aber genau so war es, wie Bob es vorausgesagt hatte.

1984 war ich so weit, dass ich vor Menschen unmissverständlich von der Aura sprach und das benannte, was ich sah. Bis dahin hatte ich es in meinen Gruppen tunlichst vermieden, davon zu reden. Natürlich wunderten sich die Leute immer wieder und fragten, woher ich die Informationen hätte. Ich wich dieser Frage aus und sagte, meine Aussagen rührten von der Intuition. Durch Bob wurde mir klar, dass ich meine Gabe nicht verstecken durfte und dass ich über kurz oder lang die Berufung annehmen musste, die damit einhergeht.

Bob Moore wollte, dass ich zu ihm nach Dänemark komme, um in seinem stets größer werdenden Zentrum zu arbeiten. Ich habe mir das mehr als einmal überlegt, schließlich entschied ich mich dagegen, denn ich wollte mein eigenes Zentrum in der Schweiz aufbauen. Als er begann, in seinen Kursen und im Zentrum in Dänemark Hierarchien einzuführen, setzte eine Entfremdung zwischen uns ein, die bis heute besteht. Greifbar wurde diese Entwicklung, als ich mit Effie zusammen an einem Kurs bei ihm in Dänemark teilnehmen wollte und Effie als Teilnehmerin abgelehnt wurde, da sie sich noch nicht auf der erforderlichen Stufe befinde. Unter diesen Umständen habe ich dankend auf meine Teilnahme an diesem Kurs verzichtet, und seitdem hat unsere Beziehung nie mehr zur früheren Herzlichkeit zurückgefunden.

Ich würde nicht sagen, dass mich mit Bob eine Beziehung wie zwischen Vater und Sohn verband und ich zur Ablösung vom Vater in die Auflehnung hätte gehen müssen. Das war es nicht. Als er mich aufforderte, zu ihm nach Dänemark zu ziehen und als Assistent bei ihm zu arbeiten, habe ich mir das ernstlich überlegt. Doch es zeichnete sich eine Gurubildung ab: Bob und seine Frau im Zentrum und ein «Hofstaat», die Anhänger scharten sich um die beiden. Da wollte ich nicht mittun, überdies war mir klar, dass ich meine Aufgabe hier in der Schweiz zu erfüllen hatte.

Die wachsenden Verstrickungen, Abhängigkeiten und schließlich auch die unvermeidlichen Enttäuschungen der Gruppe um Bob Moore, das alles interessierte mich nicht wirklich. Das war es nicht, worauf es mir bei ihm ankam. Was zählte, waren Bobs Menschlichkeit und sein Mitgefühl. Diese Qualitäten sind viel wichtiger als die Differenzen, die wir vielleicht in Sachen Weltbilder und in religiösen, spirituellen Dingen hatten. Viele, die ihn bewunderten, kannten ihn nicht wirklich. Sie stellten sich diesen Mann häufig als Asketen und Heiligen vor. Bob war das Gegenteil von alledem. Er verschlang Berge von Fleisch, und praktisch jeden Abend war er mehr oder weniger betrunken. Nachdem wir uns verabschiedet hatten, torkelte er schweren Schrittes die Treppe zu seinem Schlafzimmer hoch. Am nächsten Morgen stand er um zehn wieder fit vor der Gruppe.

Voller Mitgefühl stellte er sich den Menschen restlos zur Verfügung, und keiner hat ihm die Exzesse des Vorabends angesehen. Wenn ich ihn fragte, wie er es nur schaffe, so ein Programm durchzustehen, sagte er zu mir, mit Fleisch und Alkohol müsse er in sich den Boden bereiten, um tagsüber in den geistigen Sphären schweben zu können.

Das war es, was ich an ihm bewunderte. Durch Bob Moore habe ich gelernt, die Menschen nicht nach einer Philosophie oder nach einem bestimmten Prinzip zu beurteilen. Auch auf die Tugendhaftigkeit des Lebenswandels zu achten, hilft nicht unbedingt weiter. Wenn man überhaupt einen Menschen beurteilen will, sollte man darauf achten, wie dieser mit anderen umgeht.

Es gibt in meinem Leben einen Tag, den ich nie vergessen werde: Sonntag, 30. Juni 1974. Ich wohnte damals in Zürich an der Hallwylstraße, war alleine zu Hause und meditierte. Was mir an jenem Tag widerfuhr, könnte man als mystisches Erlebnis bezeichnen. Tatsächlich aber handelte es sich um ein Heraustreten aus den Dimensionen von Raum und Zeit. Mithin gibt es auch keinen, der zu einer bestimmten Zeit an einem bestimmten Ort etwas erfahren hätte. Ich könnte nicht einmal sagen, ob die Sache einige Stunden dauerte, oder ob sie nicht vielmehr während ein paar Sekunden ablief. Fest steht, dass sich dadurch in meinem Leben alles veränderte, und dennoch ist alles genau gleich geblieben.

Das klingt verrückt, und verrückt ist es auch: Etwas in mir hat sich ver-rückt, buchstäblich. Meine Perspektive, die Dinge zu sehen, die Dinge zu empfinden, mit ihnen umzugehen, hat sich um 180 Grad gedreht; mein Körper wurde von Grund auf umgebaut. Anderntags rief ich Leute an, und die erkannten meine Stimme nicht mehr. Wobei ich gleich anfügen muss, dass ich nicht herumtelefonierte, um allen möglichen Leuten von «meiner Erleuchtung» zu erzählen. Ganz im Gegenteil. Mir war von Anfang an und ist selbst heute noch bewusst, dass sich darüber im Grunde nicht sprechen lässt. Also habe ich geschwiegen und das Erlebnis für mich behalten. Und mir ist auch bewusst, dass das größte Geschenk dieser Erfahrung nicht etwa im Zustand der Entrückung aus Raum und Zeit bestand, sondern in der Gnade, dass ich diese Erfahrung im Laufe der Zeit in mein Leben und in meine Arbeit integrieren konnte. Das hat lange gedauert. Ich würde sagen, nach ungefähr zwanzig Jahren ist dieser Prozess zu einem Abschluss gekommen.

Es war, als würde eine schwere Rüstung von mir abfallen. Bezeichnenderweise hatte ich zuvor nicht das Gefühl, in einer Rüstung zu stecken und solch einen Panzer mit mir herumzuschleppen. Die Einsicht, dass diese Last auf mir lag, stellte sich erst ein, als sie von mir abfiel. Auf zellulärer Ebene war es, als hätte jede einzelne Zelle einen Lichtimpuls erhalten und als hätte sich durch diesen Impuls deren Schwingung erhöht. Seither kenne ich keine Angst mehr. Ich meine jetzt nicht jene zum Überleben absolut notwendige biologische Angst, die wir alle in uns tragen und die uns vor physischen Bedrohungen bewahrt. Die Angst, welche damals von mir abfiel und nicht wiederkam, ist jene übermächtige psychologische Angst, die wir uns alle im Verlauf unserer Entwicklung zurechtlegen, in die wir unsere Persönlichkeit Schicht für Schicht einwickeln, um sie vor jedweder Infragestellung zu bewahren. Seitdem frage ich mich nicht mehr, ob ich gut genug bin und ob andere Leute mich mögen – ganz einfach, weil ich weiß, dass es in der Richtung für mich nichts zu erreichen oder zu verstehen gibt.

Natürlich empfand ich es als große Erleichterung, diesen Panzer, den ich da unbewusst mit mir herumgeschleppt hatte, loszuwerden. Aber es war auch nicht mehr als das: eine Erleichterung, also keine Ekstase, Entrückung, Verklärung, und was man sich noch unter einer solchen Erfahrung vorstellen mag. Eher schaute ich ins Nichts, in die Leere, oder, wie es im Buddhismus heißt: Ich schaute die So-heit der Dinge. Und dieser innere Zustand von Stille und Leere hat mich seitdem nicht mehr verlassen.

Etwas ist mit mir passiert, das sich weder herbeiführen noch machen lässt. So etwas geschieht von alleine. Wer danach strebt und sich darum bemüht, dem entgleitet es. Zwar habe ich an diesem Tag für mich alleine meditiert, so wie ich es früher schon tat und wie ich es heute noch tue: sitzen, sich ruhig halten, still sein. Nichts tun. Und nicht einmal das tun. Daraus erwächst wohl eine Bereitschaft, es entsteht eine Offenheit, und diese offene Empfänglichkeit macht es möglich, dass sich etwas einstellt – wer weiß. Vielleicht ist auch das schon zu viel der Mutmaßungen. Ich empfinde es als Geschenk und als eine Gnade, und die lässt sich bekanntlich nicht manipulieren. Nicht einmal auf meine Sitzhaltung oder auf den Fluss des Atems achte ich bei der Meditation besonders. Wer das tut, tut meiner Meinung nach bereits zu viel.

An diesem Sommertag 1974 hatte ich kein Gefühl mehr dafür, dass ich meditierte, und heute würde ich sagen, dass man erst richtig meditiert, wenn man gar nicht mehr weiß, dass man meditiert.

Ende 1975 besuchte uns im Hi-Ho-Kollektiv eine Frau aus Genf, die einen Newsletter mitbrachte von einem bis dahin unbekannten indischen Guru in Poona. Die Frau war in dessen Ashram Köchin gewesen, und was sie von ihrem Aufenthalt in Indien erzählte, klang interessant. In der Zeitschrift, die sie mitbrachte, war ein langer Vortrag des Meisters abgedruckt. Er sprach darin sehr eloquent über Jesus und über die ewige Weisheit. Es war offensichtlich: Dieser Mann hatte tatsächlich etwas zu sagen, er verstand es, die scheinbar unterschiedlichsten Ebenen zusammenzuführen und zu einer beeindruckenden Vision zu verbinden. Ich brauchte nicht lange zu überlegen, dann hatte ich beschlossen, bei nächster Gelegenheit nach Indien zu fahren, um den Guru in seinem Ashram zu besuchen: Bhagwan Shree Rajneesh, einen ehemaligen Philosophie-Professor, der in der Nähe von Bombay lehrte und zunehmend Westler in seinen Bann zog.

Wenige Monate später war ich unterwegs nach Poona. Ich folgte nicht einem Ruf des Herzens noch war ich besonders aufgeregt, was für einem Mann ich dort wohl begegnen würde. Für mich war es eher eine nüchterne Entscheidung. Was ich von ihm gelesen hatte, fand ich fantastisch, die Meditationen, welche dort offensichtlich praktiziert wurden, das klang überzeugend. Ich wusste, dass ich in

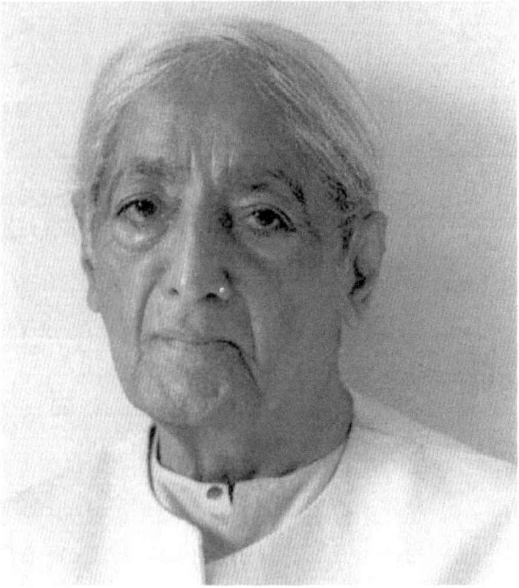

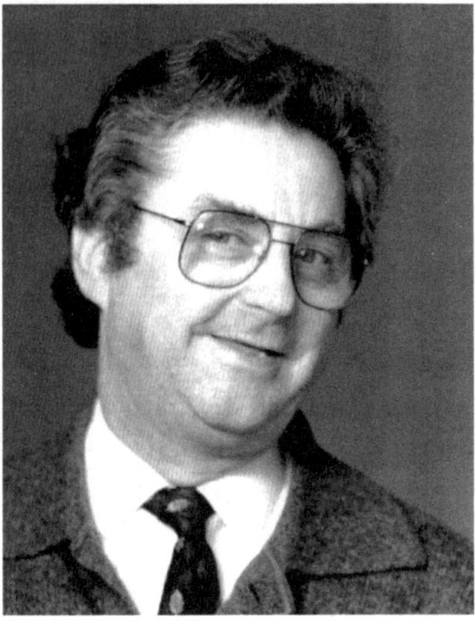

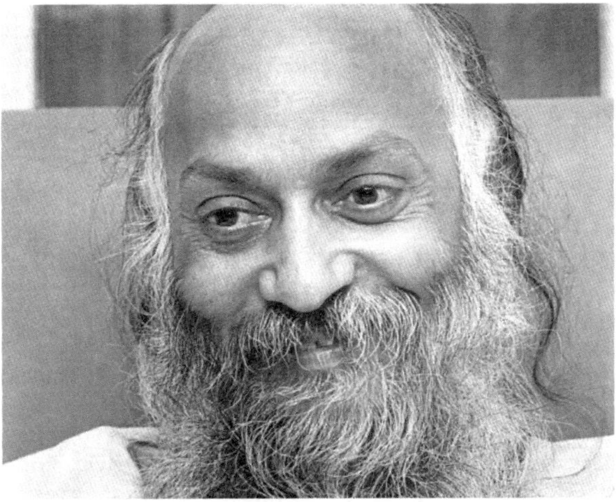

Der indische Guru Bhagwan Shree Rajneesh, unten in den Anfangsjahren des intimen Beisammenseins in Poona.

Links, unten: der irische Heiler Bob Moore.
Links, oben: der indische Weise Jiddu Krishnamurti

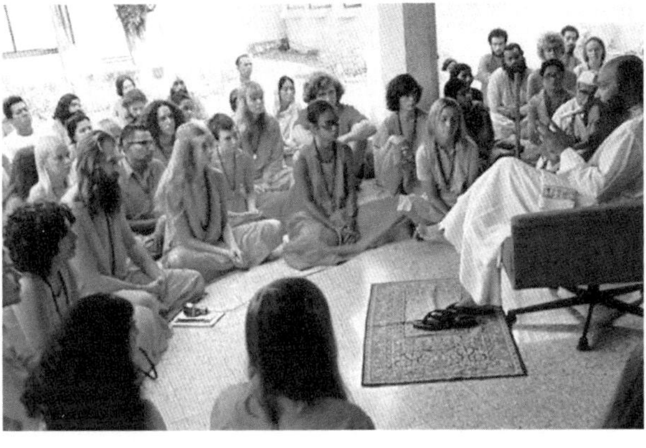

Zukunft anders arbeiten wollte. Es gab eine Dimension, die mir vertraut war, über die ich in der Beratung und in den Gruppen aber schwieg. Bhagwan Shree Rajneesh sprach darüber, und ich wollte herausfinden, wie ihm das möglich war. Also nahm ich mir einen Monat frei und flog nach Indien.

Die Szene, die ich damals in Poona antraf, lässt sich kaum mit dem vergleichen, was sich später dort abspielte und wofür Bhagwan Shree Rajneesh weltberühmt wurde. Im Koreagoon-Park gab es ein einziges Haus, und dort hielt Bhagwan jeden Morgen rund eine Stunde lang einen Vortrag, abends gab er Darshan. Am Morgen kamen um die achtzig Zuhörer, abends traf man sich im kleinen Kreis von rund einem Dutzend Teilnehmern. Der Guru saß auf einem Stuhl, wir saßen um ihn herum auf dem Boden. Die Begegnungen waren recht zwanglos, die Atmosphäre war sehr entspannt. Frühmorgens konnte man zur Dynamischen Meditation, am Nachmittag gab es die Kundalini-Meditation. Da ging ich einmal hin, fragte mich, was das solle, und damit war die Sache für mich gelaufen.

Bhagwan sprach über Laozi, er war erfüllt von Sanftheit und Güte. Was er sagte, war sehr inspirierend, er hatte ein enormes Charisma, und die Atmosphäre um ihn war fantastisch: Tagsüber hingen die Leute im großen Garten rum. Ich las viel und sprach mit anderen. Schließlich fragte ich mich, warum ich nicht Bhagwans Schüler werden sollte, wie es viele andere vor mir bereits geworden waren. Es sprach nichts dagegen. So meldete ich mich mit meinem Anliegen und wurde vom Meister in den Kreis seiner Neo-Sannyasins aufgenommen. Ich saß vor ihm, Bhagwan berührte mich auf der Stirn an der Stelle des dritten Auges und gab mir den Sanskritnamen Anand Avinash, «der Glückselige, der nie stirbt». Er sagte zu mir, es sei sehr selten, dass ihm ein Mensch begegne, dessen Energien derart ungehindert flössen und der kaum Blockaden in sich habe. Auf dieser Grundlage könne seine Energie ungehindert durch mich fließen.

Vor dem Hintergrund dieser Erfahrung hätte es auf der Hand gelegen, dem Trend vieler Westler zu folgen und längere Zeit im Ashram zu leben, um möglichst oft in der Nähe des Meisters zu sein. Mir war aber klar, dass mein Platz in der Schweiz war und ich dort meine Aufgabe zu erledigen hatte. Rückblickend bin ich froh, mich so entschieden und nur, wie geplant, diesen einen Monat in Poona verbracht zu haben. Ich glaube, ich hatte die ideale Zeit erwischt, denn bereits im Jahr darauf hatte das, was Bhagwan sagte, meines Erachtens nicht mehr denselben Gehalt. Von 1977 an wurden seine Vorträge oberflächlicher, die einst sanftmütige Atmosphäre um ihn verlor an Reiz, und nach Poona strömten die Massen.

Die Verhältnisse, die ich bei meinem zweiten Besuch im Ashram vorfand, wirkten auf mich wie ein Schlag ins Gesicht. Um Shree Rajneesh herum hatte sich eine enorme Hierarchie gebildet, welche den Ashram-Besuchern immer neue Schikanen auferlegte. Natürlich hatte das auch damit zu tun, dass aufgrund von Berichten in den Massenmedien über den angeblichen Sex-Guru nun Scharen von westlichen Sinnsuchern zu ihm strömten. Überall im Ashram war gebaut worden, neben den bereits eingeführten Meditationen entstand ein wachsendes Angebot an neuen Therapien, was zu einem schwungvollen Handel mit Heilsangeboten führte. Diese Entwicklung geschah rasant, doch in gewisser Weise war sie nachvollziehbar.

Es war leider auch so, dass Bhagwans Vorträge in der Zwischenzeit massiv an Qualität eingebüßt hatten. Bei meinem zweiten Besuch wirkte der Mann auf mich, als sei er auf der spirituell menschlichen Ebene gar nicht mehr richtig anwesend. Was ihn nun zu interessieren schien, war der stete Zugewinn an Einfluss und Macht über möglichst viele neue Schüler – und von diesen ließ er sich Rolls Royces und Ähnliches schenken, wodurch er es innerhalb kurzer Zeit zu ganzen Kollektionen an Luxusgütern brachte.

Kaum zu glauben, wie rasch sich die Verhältnisse in Poona geändert hatten. Wer diesen abrupten Wandel zum Schlechten mit offenen Augen verfolgte, kam nicht darum herum, sich seine Gedanken zu machen und daraus die nötigen Konsequenzen zu ziehen. Nach vier Tagen beschloss ich, meine Schülerschaft zu beenden und Bhagwan die Mala zurückzugeben, jenen Rosenkranz mit seinem Bild, den ich seit der Einweihung zum Sannyasin als Zeichen der Verbindung um den Hals trug. Im Gegensatz zum Verfahren der Aufnahme gab es für den Austritt kein Zeremoniell. Da ich mir aber in den Kopf gesetzt hatte, ihm die Mala – die er mir ein Jahr zuvor überreicht hatte – auch wieder persönlich zurückzugeben, tat ich das während seines Darshans bei versammelter Schülerschaft. Ich trat vor ihn und sagte: «Bei allem Respekt, das ist nicht mein Weg.» Und damit gab ich ihm die Mala zurück. Er nahm sie kommentarlos entgegen.

Von Bhagwan hatte ich den Eindruck, dass ihn meine Worte erreichten und er meine Entscheidung akzeptierte. Doch für sein Umfeld war ich von dem Moment an so etwas wie der Leibhaftige. Augenblicklich gingen die Sannyasins mir aus dem Weg, und im Ashram wurde ich gemieden wie die Pest. Da ich meinen Rückflug erst Wochen später hatte und ich diesmal nicht alleine angereist war, sah ich mich gezwungen, die verbleibenden Tage in Poona abzusitzen. Das war eine unangenehme Situation, und ich habe dabei erst richtig gemerkt, was für ein Gruppenzwang sich um den Guru gebildet hatte. In meiner Entscheidung, der Bewegung den Rücken zu kehren, konnte mich das natürlich nur noch bestätigen.

In Zürich entstand später ein Zentrum von Bhagwans Sannyasins. Die Organisation war zunehmend hierarchisch, und sie wurde straff geführt. Ich galt als Persona non grata, das Zentrum in Zürich hatte die Anhänger angewiesen, den Kontakt mit mir zu meiden. Zugleich blieb diesen Leuten jedoch nicht verborgen, was der Guru einst über mich gesagt hatte, als er mir die Mala überreichte. Damals hatte er von mir gesprochen als einem Kanal, durch den seine Energien ungehindert flössen. Was galt jetzt? Das war ein Dilemma. Nicht für mich. Doch schließlich stellten einige Sannyasins aus der Schweiz ihrem Meister die Frage, was denn nun von diesem Abtrünnigen zu halten sei. Er antwortete, es gebe solche, die hätten sich äußerlich von ihm entfernt und trügen keine Mala, doch er arbeite stärker durch diese Entfernten als durch jene, die eine Mala trügen. Eine klassische Antwort.

Als Shree Rajneesh in den USA lebte und seine Anhänger in Oregon eine eigene Stadt aufbauten, wurde die Organisation immer rigider. Der Guru schwieg in der Öffentlichkeit, an seiner Stelle sprach Sheela, die als seine Stellvertreterin die Fäden in den Händen hielt und gegen außen bestimmte, wo es langging. Unter ihrer Führung begannen die Sannyasins sich zu bewaffnen. Schließlich kam es zur Konfrontation mit den Behörden und der örtlichen Bevölkerung, wodurch das Experiment Rajneeshpuram in sich zusammenfiel. Bhagwan, der kurzzeitig verhaftet war und des Landes verwiesen wurde, schob alle Schuld auf seine Assistentin und distanzierte sich vom staatsähnlichen Apparat, den Sheela gebildet hatte. Jetzt kamen jene, die mich zuvor gemieden hatten, zu mir und gratulierten mir, dass ich mich nicht hatte vereinnahmen lassen.

Darauf habe ich mir nicht viel eingebildet, doch insgesamt erinnerte mich die Entwicklung an meine Erfahrungen im Kinderheim: Durch einen enormen Gruppendruck wird eine Kollektivschuld aufgebaut, die dann über allen lastet und die Mitglieder des Systems dazu bringt, Dinge zu tun, die sie für sich alleine nicht tun würden. Auf der einen Seite geht es darum, keine Identität mehr zu haben und jene absolute Freiheit zu erfahren, die einen über jede Art von Zwang erhebt. Auf der anderen Seite bildet sich innerhalb einer Gruppe eine Kollektivschuld, und diese führt zu einem rigiden System von Identitätsvorgaben, wie wir sie aus dem Katholizismus, dem Islam und allen möglichen weiteren religiösen Bekenntnissen her kennen. Mit dem Aufbau eines solchen Systems will ich nichts zu tun haben.

Von Bhagwan habe ich gelernt, dass wir in diesen Dingen mit einer Entweder-oder-Haltung nicht weiterkommen. Vom Verstand her hätten wir es gerne so, dass etwas vollkommen gut oder eben vollkommen schlecht ist. In Poona existierte beides nebeneinander. Der Großteil der angebotenen Gruppen und Therapien war offensichtlich darauf angelegt, Geld zu machen. Daneben gab es aber auch Angebote, die den Leuten wirklich halfen. Und dass Bhagwan Shree Rajneesh, der sich später Osho nennen ließ, zumindest bis 1976 über eine enorme Tiefe und Kraft verfügte, das kann man diesem Mann und seiner Bewegung trotz allem gewiss nicht absprechen.

Die Frau mit der Zahnbürste

Sie hieß Effie Spilioti, und ich wusste, sie ist die Frau, auf die es in meinem Leben ankommt. An jenem Nachmittag in Athen, an dem wir uns das erste Mal begegneten, war es mir gelungen, die 22-jährige griechische Psychologiestudentin in meinen Kurs zu lotsen – obwohl sie unterwegs in eine andere Lehrveranstaltung war. In meinem Kurs ging es um Gruppendynamik. Effie hatte Costas, einen Mitschüler von ihr, dazu überredet, sie zu begleiten. Als ich eine Übung anleitete, welche die Studenten paarweise durchführten, indem sie sich gegenübersaßen, sich in die Augen schauten und schließlich die Augen schlossen, blickte ich unverwandt zu Effie und bewunderte sie. Es war offensichtlich, dass sie mein Interesse wahrnahm und erwiderte. Nach der Stunde war uns beiden klar, was sich zwischen uns anbahnte. Ich lud Effie ein, sich zur Gruppe jener Studenten zu gesellen, die sich mit mir in der Bar des Hotels traf, um die Themen des Nachmittags zu diskutieren.

Bei diesen Runden wurde ich von den griechischen Studentinnen richtiggehend umschwärmt, sie himmelten mich an. Effie war das peinlich. Sie war zwar mitgekommen. Auch später, als wir in einer Taverne tafelten, war sie dabei. Doch am Gebalze um mich mochte sie sich nicht beteiligen. Das konnte ich gut verstehen. Ich versuchte, so gut es ging, vor allen ein Zeichen zu setzen und sichtbar zu machen, dass wir zusammengehörten: Ich reichte ihr die Hand, wir zogen Händchen haltend durch die Straßen, und in der Taverne setzte ich mich neben sie.

Wir blieben die ganze Nacht als Gruppe beisammen, bis der folgende Tag dämmerte. Später brachen wir auf in eine Bar, dann ging's in die Wohnung einer der Studentinnen. Auch diese Studentin begehrte mich, und da war noch Maria, die mir ebenfalls sehr zugetan war und sich Hoffnungen machte. Ich fragte Effie, ob sie zu mir ins Hotel komme. Maria begleitete uns bis zum Eingang des Hotels, erst dort ließ sie von uns ab.

Anderntags machte Maria in der Schule eine große Szene, das Glück von Effie und mir vermochte ihre Eifersucht aber nicht zu trüben. Wir schwebten im siebten Himmel. Für uns war es offensichtlich, dass wir zusammengehörten. Diese Gewissheit hat uns nie verlassen, doch es sollte Jahre und Jahrzehnte dauern, bis wir auf allen Ebenen zusammenfanden.

In Athen blieben uns drei Tage zu zweit, dann musste ich zurück nach Zürich, wo mich die Arbeit im Hi-Ho-Kollektiv und meine Freundin erwarteten. Einige Monate darauf wurde zwischen Zürich und Athen beschlossen, einen Austausch von Studenten durchzuführen. Die drei Besten durften an diesem Austausch teilnehmen. Effie zählte zu den drei besten Studentinnen in Athen, also kam sie zu uns. Wir befanden uns zu der Zeit gerade in der Provence, wo wir unsere Gruppen abhielten. Ich freute mich sehr auf Effie und holte sie am Flughafen von Marseille ab.

Ich fuhr hin in Begleitung von Samuel Widmer und Rani Yvonne Escarfail, meiner damaligen Freundin. Effie war auf dieses Arrangement nicht vorbereitet, nahm es wohl oder übel aber hin. Erstens war sie total verliebt, und zweitens merkte sie auch, dass die Atmosphäre zwischen Rani und mir nicht dieselbe Klarheit und Intensität hatte wie jene zwischen ihr und mir. Rani und ich lebten eine offene Beziehung. Die Nacht von Effies Ankunft verbrachten Samuel und Rani in einem Zimmer, während Effie und ich im benachbarten Zimmer im Bett lagen. Zwischen unseren Schlafzimmern gab es ein Badezimmer. Am Morgen ging die Türe auf, Rani erschien nackt neben unserem Bett und teilte uns mit, sie habe für mich und sie ein Bad eingelassen. Ich nahm die Einladung an und stieg zu Rani in die Badewanne. Effie wusste nicht, wie ihr geschah, doch sie schickte sich in die Verhältnisse, die sie bei uns vorfand, und verzog sich in ihr eigenes Zimmer, ohne zu schmollen oder mir später eine Szene zu machen.

Das war gewissermaßen die Bewährungsprobe. Effie hat sie mit Bravour bestanden, und es kam auch später zwischen uns nie zu unguten Gefühlen oder zu Eifersucht. Wir waren beide sehr verliebt und trafen uns, sooft es möglich war. Meist kam sie zu mir nach Zürich, ab und zu fuhr ich nach Athen, sodass wir etwa alle zwei Monate beisammen waren. Rund zwei Jahre lang hatten wir diesen Rhythmus, dann fuhr Effie zum Abschluss ihres Psychologiestudiums nach Montpellier, und ich fuhr zu Bhagwan nach Indien.

In den Zeitungsberichten, die damals über Bhagwan erschienen, hieß es mitunter, dieser Mann sei ein Sex-Guru. Natürlich war das durch die Medien aufgebauscht worden, doch wenn man die Atmosphäre anderer indischer Ashrams mit der Freizügigkeit von Poona verglich, konnte man in der Tat darauf kommen, es mit einem Sex-Guru zu tun zu haben. Umso seltsamer, dass ich ausgerechnet dort der fixen Idee verfiel, in meinem Leben sei es nun an der Zeit, die Keuschheit zu erproben. Heute kann ich mir das kaum mehr erklären, doch es war so. In Poona kam mir in den Sinn, für mich die Wahrheit herausfinden zu wollen hinter dem Keuschheitsgebot, wie es im Hinduismus, im Christentum und in anderen Religionen weit verbreitet ist. Ich wollte wissen, was es spirituell bringe, sexuell enthaltsam zu leben. So etwas lässt sich natürlich bloß herausfinden, wenn man es auch tatsächlich praktiziert. Also verzichtete ich jahrelang auf jede sexuelle Betätigung.

Heute weiß ich, was einem die Enthaltsamkeit bringt: nichts. Es macht keinen wirklichen Unterschied. Jetzt weiß ich es aus eigener Erfahrung. Ob sich die Anstrengung dafür allerdings gelohnt hat, das weiß ich nicht.

Arme Effie! Voller Freude kam sie zu mir nach Zürich. Wir hatten uns lange nicht gesehen. Ich war frisch aus Indien zurück, erzählte vom Ashram in Poona, nannte mich nun Avinash, und als es darum ging, sich ins Bett zu legen, schickte ich sie in ein anderes Zimmer und legte mich alleine schlafen. Nun war Effie wirklich perplex. Sie konnte nicht verstehen, was mit mir los war. Zunächst dachte sie, in meinem Leben gebe es eine andere Frau und dies sei der Grund dafür, weshalb ich mich von ihr abwendete. Dann merkte sie, dass es mir um etwas anderes ging und ich aus Verbundenheit handelte zu meinen Erfahrungen in Indien, dass ein Teil von mir in Poona geblieben war, an einem Ort, zu dem sie keine Verbindung spürte. Das hat sie nachhaltig befremdet. Etwas stellte sich zwischen uns, das sich nicht aus dem Weg räumen ließ.

Effie blieb eine Woche bei mir. Ich wohnte damals in einem Kollektiv auf dem Land. Jeden Sonntag praktizierten wir in unserer Gemeinschaft die Meditationen aus Poona, und daran beteiligten sich etliche Leute, die von außen dazukamen. Wenn wir bei schönem Wetter draußen meditierten, bildeten sich vor unserem Garten gelegentlich ganze Trauben von Zuschauern. Effie konnte mit alledem nichts anfangen. Sie versuchte keineswegs, mich da irgendwie rauszuholen, das hätte ihr nicht entsprochen. Sie akzeptierte, wie es war, und trauerte um unsere Beziehung. Am Ende der Woche brachte ich sie zum Bahnhof. Sie drückte mir gegenüber ihre Trauer aus, und wir schieden unter den vagen Aussichten, uns bei späterer Gelegenheit irgendwann wiedersehen zu wollen.

Es sollte lange dauern, bis sich eine solche Gelegenheit tatsächlich ergab. Wir verloren uns aus den Augen. Effie befreundete sich während ihres Studiums in Montpellier mit einem griechischen Studenten, ich lebte weiter zusammen mit meinen Freunden und blieb sexuell enthaltsam. Mit Rani baute ich im Tessin ein Zentrum auf. Effie hatte ihren langjährigen Freund, der in Griechenlands diplomatischem Dienst arbeitete und die meiste Zeit in Brüssel war, während sie in Athen ihre psychologische Praxis aufbaute. Wir hörten nichts voneinander. Unsere Beziehung war vorbei.

So vergingen acht Jahre. Effie heiratete ihren Partner. Eine Liebesheirat war das nicht. Vernunftgründe spielten eine gewichtigere Rolle als die Stimme des Herzens. Um dieselbe Zeit ging für mich das Abenteuer im Tessin und damit die Beziehung zu Rani zu Ende. Im August 1984 kehrte ich mit bescheidener Habe nach Zürich zurück, wo ich Unterschlupf fand bei Freunden, die mir ein Zimmer vermieteten. Effie kam mir in den Sinn, und ich wäre gerne mit ihr in Verbindung getreten. Aber ich wusste nicht einmal mehr ihren Nachnamen. Ohne Nachnamen war es aussichtslos, Effie in Griechenland aufspüren zu wollen.

Eines Nachts träumte ich von einem Spinner – auf Schweizerdeutsch sagen wir zu solchen Leuten «Spinöggel». Am Morgen wachte ich auf und hatte Effies Namen wieder: Spilioti. Von ihrem Vater wusste ich, dass er Orangensaft herstellte. Also rief ich die internationale Auskunft an und ließ in Athen suchen nach einem Produzenten von Orangensaft mit Namen Spilioti. Es gab nur einen Anschluss in Athen, auf den diese Kriterien zutrafen. Effies Vater war in der Zwischenzeit verstorben, doch die Tochter hatte sein Haus und seinen Telefonanschluss übernommen. Ich konnte kein Griechisch und war innerlich bereits darauf vorbereitet, mich radebrechend bei Familienmitgliedern nach ihr durchfragen zu müssen. Ich wählte die Nummer, die mir die Auskunft gegeben hatte, es klingelte, dann wurde abgenommen. Am anderen Ende erklang ihre Stimme.

Wir erkannten uns sogleich wieder. Ich fragte sie, wie es ihr gehe. Da eröffnete sie mir, dass sie sich vor sieben Tagen verheiratet habe. War sie in der Ehe glücklich? Unumwunden räumte sie ein, mit ihrem Mann nicht wirklich glücklich zu sein. Ich sagte zu ihr, ich hätte den Plan, nach Griechenland zu reisen, und bei der Gelegenheit würde ich gerne in Athen vorbeischauen und sie wiedersehen. Dagegen hatte sie nichts einzuwenden, doch sie verlangte eine Bedenkzeit von drei Tagen. Nach drei Tagen rief ich wieder an. Sie hatte sich in der Zwischenzeit mit Freundinnen und Freunden besprochen und sagte zu. Ihr Mann war unmittelbar vor meinem ersten Anruf nach Brüssel gefahren, wo er arbeitete.

Kurz darauf flog ich nach Athen, nahm in einem Hotel ein Zimmer und wartete auf Effie. Sie arbeitete tagsüber als Psychologin in einem Heim. Abends um 18 Uhr kam sie zu mir. Am Telefon zuvor hatte sie mich noch gefragt, ob sie zu unserem Treffen die Zahnbürste mitnehmen solle. Natürlich sollte sie das. Die Sache mit der Keuschheit war für mich gelaufen, das interessierte mich nicht mehr. Unterdessen war mir klar geworden, dass es darauf nicht ankam.

Acht Jahre lang hatten wir uns nicht mehr gesehen, und jetzt war es, als wären seit unserem letzten Zusammensein nur ein paar Tage vergangen. Unglaublich. Wir waren verliebt wie am ersten Tag. Zwischen uns brauchte es weder Fragen noch lange Erklärungen, sogleich war dieses tiefe Einverständnis wieder da. Von Woche zu Woche verschob ich den Rückflug, und so verbrachten wir einen wundervollen Monat in Athen. Das war im September 1984. Der Ehemann rief ab und zu aus Brüssel an. Er war ein eifersüchtiger Mensch, doch unserem Glück konnte er nicht in die Quere kommen. Dazu waren die Gefühle zwischen uns einfach zu stark.

Dann flog ich zurück, um endlich wieder in der Schweiz zu arbeiten. Effie und ich telefonierten regelmäßig. Einmal die Woche, immer am Dienstag, tauschten wir uns aus. Nach einigen Monaten wollte ich wieder zu ihr und fragte, ob das für sie in Ordnung sei. Sie antwortete mit Nein, denn sie fühlte sich ihrem Mann gegenüber schuldig und wollte die Situation nicht noch komplizierter machen, als sie ohnehin schon war. Wir blieben beim Telefonieren, und nach einem Jahr war Effie auch das zuviel. Sie wollte mich nicht treffen, und sie wollte nicht mit mir telefonieren. Bei unserem letzten Gespräch sagte sie zum Abschied, sie werde mich anrufen, sobald sie den Mut gefunden habe, die Beziehung mit mir richtig zu leben.

Drei Jahre lang war zwischen uns Funkstille. Sie meldete sich nicht, und ich wusste, dass sie es zwar gerne getan hätte, sie es aber mit ihrem Gewissen nicht vereinbaren konnte, ihren Ehemann hinters Licht zu führen. Also musste ich warten. Ich hatte in der Zeit drei verschiedene Freundinnen, und jeder dieser Frauen machte ich im Voraus klar, worauf sie sich mit mir einließ: Ich würde die Zeit mit ihnen genießen und ihnen ein zuverlässiger Partner sein, doch sobald Effie mich wissen lasse, dass sie nun bereit für mich sei, würde ich alles stehen und liegen lassen und mich mit Effie zusammentun. Das war die Grundlage, das wussten meine damaligen Freundinnen von Anfang an.

Genauso geschah es. Im Juli 1987, drei Jahre, nachdem Effie und ich uns das letzte Mal gesprochen hatten, wollte ich mit Emer in Urlaub fahren. Emer kam aus Irland. Mit Sack und Pack stand sie eines Tages vor meiner Tür in Zürich und wollte eine Liebesbeziehung mit mir. Ich erklärte ihr, woran sie bei mir war. Sie willigte ein und wollte dennoch die Beziehung. Wir planten einen gemeinsamen Urlaub in Griechenland. Zwei Tage vor unserem Abflug nach Samos klingelte mein Telefon. Effie war dran. Sie sei aus ihrer Ehe ausgestiegen, nun sei sie bereit für mich. Ich entschuldigte mich bei Emer und machte ihr klar, dass ich alleine nach Griechenland fahren würde. Zu Effie. Effie und ich trafen uns auf Samos. Seitdem sind wir ein Paar. Mit Zahnbürste und allem Drum und Dran.

Wie Time Therapie entstand

Im Februar 1988 fuhr ich mit Effie für einige Tage nach Grindelwald. Wir wollten im Berner Oberland nicht etwa Ski laufen und den Winter in den Bergen genießen. Wir begaben uns in eine Art Klausur. Während der gemeinsamen Tage abseits vom Trubel der Stadt und frei von beruflichen Verpflichtungen unternahmen wir ausgedehnte Spaziergänge durch meine alte Heimat am Fuße von Eiger, Mönch und Jungfrau und suchten gemeinsam nach einer Entscheidung. Wir wollten herausfinden, wie es weitergehen solle. Nicht mit unserer Beziehung. Wir waren ein Paar, und ein Paar wollten wir bleiben, das wussten wir sicher. Vielmehr stellte sich mir die Frage, wo und auf welche Weise ich in Zukunft arbeiten würde.

Für mich standen Zürich und London im Vordergrund. In beiden Zentren waren meine Kurse und Therapiestunden gut belegt, und wenn es auf mich alleine angekommen wäre, hätte ich mich vielleicht sogar dafür entschieden, nun den Sprung über den Atlantik zu wagen, um zu sehen, wie meine Arbeit in den USA aufgenommen würde. Effie war stark mit Athen verbunden, wo sie mit großem Einsatz und einiger Erfüllung ihre psychologische Praxis betrieb und in einem Heim arbeitete.

Dass ich ungehindert lehren konnte und dass das, was ich den Leuten zu sagen hatte, so gut ankam, das hatte ich mir unter jahrelangen Geburtswehen schwer verdient. Als ich Mitte der siebziger Jahre die Arbeit für das Hi-Ho-Kollektiv beendete, machte ich mich zusammen mit meiner damaligen Partnerin Yvonne Rani Escarfail auf die Suche nach einem Ort, wo wir ein Kurszentrum in eigener Regie aufbauen konnten. «Tune in» wollten wir das neue Zentrum nennen. Zunächst sah es danach aus, als würden wir damit in die Toskana ziehen, doch schließlich entschieden wir uns für einen Ort, der von Zürich aus besser zu erreichen war. Wir stießen auf ein geeignetes Haus in Pura, oberhalb von Ponte Tresa im Tessin.

Beim Kauf des Hauses übernahm Rani den Löwenanteil. Sie investierte aus einer Erbschaft eine Million Franken, während es mir nur möglich war, 100000 Franken beizusteuern. Auf der Ebene des Besitzes gab es zwischen uns also ein beträchtliches Ungleichgewicht, auf der Ebene der Arbeit auch, aber gerade umgekehrt: Ich leitete die Kurse zwar mit ihr gemeinsam. Doch die wichtigen Impulse und Inhalte kamen von mir, während sie sich darauf beschränkte, meine Arbeit zu begleiten und zu kommentieren. Natürlich war dieses Missverhältnis auch für Rani frustrierend. Offiziell standen wir zwei gleichberechtigt vor den Kursteilnehmern, das entsprach dem Stil der Zeit. In Tat und Wahrheit richtete sich der größte Teil der Aufmerksamkeit auf mich, und ich bekam die meiste Anerkennung. Rani reagierte darauf mit Neid und Eifersucht, was die schiefe Lage zwischen uns natürlich nur noch verschlimmerte. Rückblickend kann ich mir selbst kaum erklären, was mich damals so lange in diesen schwierigen Verhältnissen in Pura verharren ließ.

Im Nachhinein kommt es mir vor, als hätte ich versucht, mich und meine wahre Berufung in diesem Arrangement zu verstecken. Ich wollte nicht wirklich an die Öffentlichkeit mit dem, was ich kann und was ich zu bieten habe. Noch nicht. Dazu passte, dass ich sexuell enthaltsam lebte, mit Rani eine platonische Beziehung führte und mein Herz längst einer anderen Frau gehörte, zu der ich jedoch den Kontakt verloren hatte. Ein verrücktes Arrangement, das sich noch zusätzlich verkomplizierte, als Rani sich verliebte und ihr neuer Freund bei uns einzog. Der neue Mann avancierte zum Entscheidungsträger und begann nach außen hin meinen Platz einzunehmen, während ich im Kursbetrieb nach wie vor das Zugpferd war und mit meiner Arbeit dafür sorgte, dass Menschen zu uns nach Pura kamen. Schließlich waren es die Kursteilnehmer selbst, die mich fragten, warum ich mir das gefallen ließe und die missliche Situation nicht beendete.

Das tat ich in einem ersten Schritt, als ich 1984 nach Zürich zog und zu Effie wieder Kontakt aufnahm. Zurück aus Athen, begann ich mich in Zürich nach einem geeigneten Ort umzusehen, wo ich unterrichten und mit Kollegen therapeutische Sitzungen anbieten konnte. Ich wurde fündig in einem geräumigen Haus an der Viktoriastraße in Zürich-Oerlikon, wo ich im Herbst 1984 das neue «tune-in-Center» eröffnete. Im ebenerdig gelegenen Kursraum hatte es Platz für siebzig Leute, im Untergeschoss des Hauses benutzten wir zwei Räume für Einzelarbeit, in den Geschossen darüber hatten wir unsere Wohnungen.

Das waren nahezu ideale Verhältnisse, und diesmal machte ich nicht den Fehler, die Führung des Hauses in andere Hände zu legen. Ich hielt auch nicht mehr länger hinter dem Berg mit dem, was ich sah. Bis dahin war in meinen Beratungen und Kursen nicht die Rede gewesen von der Aura, und meine Wahrnehmung des feinstofflichen Körpers kam nicht zur Sprache, obwohl ich mich in der Beratung selbstverständlich davon leiten ließ und ich das, was ich im feinstofflichen Körper eines Klienten wahrnahm, über Jahre mit der Wahrnehmung von Bob Moore hatte vergleichen und abstimmen können.

Im neuen Zentrum hielt ich regelmäßig am Donnerstagabend einen Vortrag. Dabei kam es immer häufiger vor, dass ich auf das Anliegen oder die Frage einer Zuhörerin einging, indem ich beschrieb, was ich in deren Aura wahrnahm. Meine Trefferquote muss recht gut gewesen sein, denn manch eine oder manch einer, auf die oder den ich im Rahmen eines Vortrags nur kurz eingehen konnte, kam später zu mir in ein Einzelreading, um mehr über sich zu erfahren. Meine Kurse handelten jetzt ausdrücklich vom feinstofflichen Körper des Menschen und dessen Bedeutung für unsere Gesundheit und für die geistige Entwicklung. Die von mir geleitete mehrjährige Ausbildung zum so genannten Medialtherapeuten wurde insgesamt von rund 300 Menschen durchlaufen. Zu den Abendvorträgen kamen bald so viele Zuhörer, dass wir nicht mehr über ausreichend Stühle verfügten und die Interessierten auf dem Boden sitzen mussten.

Die Menschen, die zuvor in die Kurse nach Pura gekommen waren, kamen jetzt zu mir nach Zürich. Rani und ihr Freund mussten das Haus in Pura bald schließen und verkauften es, da der Kursbetrieb dort in sich zusammenbrach. Als sie auf der Suche nach einer neuen Bleibe und nach Arbeit waren, bot ich Rani und ihrem Partner eine Wohnung und einen Praxisraum an bei mir in der Viktoriastraße. Diesmal achtete ich jedoch darauf, meine Arbeit nicht mit ihrer zu vermischen. Nun arbeitete ich in eigener Regie, versteckte mich nicht mehr hinter anderen und war fortwährend daran, mein therapeutisches Instrumentarium zu verfeinern.

Als ich mich im Winter 1988 mit Effie in Grindelwald besprach, wurde mir klar, dass es bei weitem nicht bloß darum ging, sich zwischen Zürich, Athen oder London als neuem Arbeitsort zu entscheiden. Mich drängte es, für meine Arbeit eine Vision zu finden und die Leitgedanken dieser Vision zu formulieren. Zugleich wurde deutlich, dass Effie nach dem jahrelangen Hin und Her, welches unserem Zusammensein vorausgegangen war, nicht bereit dazu war, ihre gut gehende Praxis in Athen aufzugeben, um zu mir nach Zürich zu ziehen. Sie brauchte von mir so etwas wie einen Vertrauensbeweis. Ich musste ihr gewissermaßen entgegengehen, um sie für eine gemeinsame Zukunft zu gewinnen.

Unter diesen Vorzeichen beschloss ich, meinen Wohnsitz zu Effie nach Athen zu verlegen. Die Räume in Zürich überließ ich anderen Therapeuten in Untermiete, wobei ich mir das Vorrecht sicherte, für meine Kurse weiterhin den Gruppenraum benutzen zu können. Einmal im Monat kam ich nach Zürich, um zu arbeiten; die übrige Zeit war ich in Athen, wo es uns möglich wurde, ein Haus zu kaufen. Dort hatte ich viel Muße, um über einige Dinge nachzudenken, die mich schon seit geraumer Zeit beschäftigten.

Meine Art, mit Menschen zu arbeiten, bewegt sich irgendwo zwischen Psychologie, Geistheilen, Esoterik und Spiritualität. Von allen diesen Bereichen kommen in meiner Arbeit Elemente vor, doch selbst wenn man diese in sich bereits weiten Felder zusammenzählte, würde die Summe noch nicht jene Verbindung umfassen, um die es mir geht. Auch betont weit gefasste Begriffe wie «Humanistische Psychologie» und «Human Potential», die von Vordenkern und führenden Therapeuten des vergangenen Jahrhunderts wie Abraham Maslow, Erich Fromm und Fritz Perls geprägt worden sind, vermochten diesem neuen Weg in der Therapie nicht gerecht zu werden, der mir vorschwebte.

So blieb mir nichts anderes übrig, als den Versuch zu wagen, mein eigenes Ding zu formulieren. Ich bezog mich auf jene mystische Einheitserfahrung Mitte der siebziger Jahre und fragte mich, was das zentrale Element darin gewesen war. Ganz offensichtlich war der Zustand, den ich erlebt hatte, geprägt von einem Austreten aus der Zeit. Die Zeit, so wie wir sie zu kennen glauben als linearen Ablauf von Vergangenheit, Gegenwart und Zukunft, hatte keine Rolle mehr gespielt. Ich befand mich in einem gedanklich und sprachlich kaum fassbaren Jenseits der Zeit. Mystiker verschiedenster Traditionen sprechen davon, sie seien eingetreten in ein «Jetzt», in eine Dimension, die sich über oder hinter unserem gedanklichen Konstrukt von Zeit erstreckt und uns stets offen steht – egal, wo sich die Zeiger der Uhr gerade befinden. Aus dieser Einsicht erwächst die Forderung, man solle sich dem «Jetzt» zuwenden und möglichst im «Jetzt» sein. Ich fand, das klinge zwar ganz nett, doch letztlich handle es sich wohl wieder nur um eine Verrenkung des Denkens. Wer schafft es in seinem Leben denn, diesem Ratschlag zu folgen und beständig im «Jetzt» zu sein? Meines Wissens waren es ein paar wenige Ausnahmeerscheinungen, die Derartiges fertig brachten, wenn es solche Menschen überhaupt je gab.

Für den überwiegend großen Teil der Menschheit galt, dass er sich zeitlebens mit dem eigenen Denken herumschlug und darin mehr oder minder gefangen blieb.

Also beschäftigte ich mich mit dem Denken. Über Wochen und Monate tat ich nichts anderes als zu beobachten, wie es in mir dachte. Was geschieht wirklich, wenn wir denken? Wie entsteht ein Gedanke, und was ist die Beziehung zwischen Denken und Fühlen? Ich realisierte, dass Denken nicht gleich Denken ist. Es gibt einen Teil des Denkens, der immer mit der Vergangenheit verbunden ist, und es gibt einen Teil des Denkens, der immer mit der Zukunft verbunden ist. In Wahrheit ist das ein und dasselbe, wir projizieren dabei lediglich unsere Erfahrung in zwei verschiedene Richtungen. Daneben gibt es einen anderen Teil des Denkens, den einige Leute das «Jetzt» nennen. Damit geht ein konstantes Beurteilen einher, ob man sich gut fühlt, ob man gefällt und so weiter. Außerdem gibt es eine weitere Denkstruktur, die sich nicht in die Zukunft bewegt, sich aber gleichwohl in einer Vorwärtsbewegung befindet. Es handelt sich um eine Denkbewegung auf die Vorzukunft zu. Um die verschiedenen Bereiche des Denkens auseinander zu halten, begann ich von drei verschiedenen Denkstrukturen zu sprechen und diese mit den Zahlen Eins, Zwei und Drei zu bezeichnen. Wenn Denken mit Wörtern einhergeht, entstammen diese Wörter meist einer Kette von Assoziationen. Um diesen Ablauf zu charakterisieren, sprach ich vom assoziativen Denkprozess.

So kam ich gewissermaßen der Grundstruktur unserer Wirklichkeit auf die Schliche. Und was geschieht mit den Gefühlen? Wieder unterzog ich mich einem Selbstversuch und beobachtete über Wochen, wie in mir Gefühle entstanden und was sie in mir auslösten. Zunächst war da ein ganzer Strauß recht unterschiedlicher Gefühle, die alle in mir auftauchten und sich Geltung verschafften. Bei näherer Betrachtung zeigte sich, dass es so viele auch wieder nicht sind. Es sind nicht mehr als vier Gefühle: Aggression, Angst, Trauer und Liebe, und zwar in dieser Reihenfolge. Das eine Gefühl geht in das andere über: Hinter Aggression steckt Angst, hinter der Angst steckt Trauer, und hinter der Trauer steckt Liebe. Egal, in welchem kulturellen und sozialen Zusammenhang ein Mensch lebt, er ist dieser Abfolge unterworfen. Ich sprach von einer Gefühlskette. Wenn man sich nicht anstrengt und sich nicht in eines dieser vier Gefühle verbeißt, gehen sie konstant von einem ins andere über.

Mit anderen Worten: Wir durchleben zwar

die unterschiedlichsten Gefühle, doch wenn wir für die Gefühle wirklich offen sind und ihnen weder etwas entgegen stellen noch irgendeine Geschichte zuschreiben, geht ein Gefühl ins andere über, und schließlich sind wir unweigerlich bei der Liebe. Mit Liebe meine ich in diesem Zusammenhang natürlich nicht jenes flüchtige Gefühl, das in Holly- und Bollywood beschworen wird. Unter Liebe verstehe ich vielmehr einen Zustand von Weite und Leere, eine Atmosphäre von friedvoller Präsenz.

Diese Beschreibung passt zu den Wochen und Monaten, die ich damals mit Effie in Athen verbrachte. Am Morgen arbeitete sie in ihrer Praxis, ich saß in meinem kleinen Zimmer und beobachtete, was in mir vorging. Pünktlich jeden Morgen ab zehn Uhr saß ich für mich alleine und versuchte herauszufinden, was abläuft. Am Nachmittag war Effie zurück, wir setzten uns zusammen, tranken Tee und besprachen meine Einsichten vom Morgen. Abends saßen wir auf dem Dach und schauten uns den Sonnenuntergang hinter der Akropolis an. Es war eine wunderbare Zeit, die uns zusammenbrachte wie keine Erfahrung zuvor.

So entstand mein neuer Ansatz; ich nannte ihn «Time Therapie». Time Therapie ist auch der Versuch, neue, zeitgemäße Werkzeuge zu finden, mit deren Hilfe Menschen verstehen lernen können, wer sie sind, mit denen sie zu spiritueller Einsicht gelangen können. Wenn wir wissen wollen, wer wir sind, hilft es uns wenig, uns mit unserer Vergangenheit zu beschäftigen. Vielmehr sollten wir lernen, die Prozesse zu verstehen, die hier und jetzt in uns ablaufen. Wenn ich eifersüchtig bin, besteht ein erheblicher Unterschied zwischen der Möglichkeit, meinem Gefühl einen Grund und eine Geschichte zuzuschreiben, und der Einsicht in den Prozess der Eifersucht. Wenn ich verstehen lerne, wie Eifersucht in mir entsteht, wenn ich erkenne, dass Eifersucht nur ein Aspekt von Angst ist und dass hinter der Angst die Trauer und dahinter die Liebe steht, dann ist das eine befreiende Erkenntnis. Und wenn es mir darüber hinaus auch noch gelingt, in mir die verschiedenen Denkstrukturen und Prozesse zu sehen, dann weiß ich, wer ich bin.

In unserer Gesellschaft gibt es eine unglaublich starke Tendenz, die Trauer zu vermeiden. Wir versuchen alles, um diesem Gefühl aus dem Weg zu gehen. Lieber sind wir wütend oder wir haben Angst, aber traurig sein – nein, bloß das nicht! Ohne Trauer zu empfinden, gelangen wir aber nicht zur Liebe. Das eine Gefühl ist ohne das andere nicht zu haben, wobei ich mit Trauer natürlich nicht Selbstmitleid meine. Das ist etwas anderes. Selbstmitleid ist personifizierte Trauer. Die Trauer, von der ich spreche, hat keine Bezogenheit auf sich selbst. Sie ermöglicht, dass wir zu allen Seiten hin offen sind, und wird auch bezeichnet als Mitgefühl und Empathie. Ein Gefühl des Herzens, das in unserem Kulturraum früher den schönen Namen «Barmherzigkeit» trug.

Barmherzigkeit scheint für uns zu einem Fremdwort geworden zu sein, ein Gefühlszustand, den wir kaum mehr kennen. Die meisten Menschen sperren sich derart gegen die Trauer, weil sie glauben, wenn sie sie erst einmal an sich heranließen, würden sie in der Trauer versinken und für immer traurige Menschen sein – als wäre die Trauer so etwas wie eine ansteckende Krankheit, von der keiner mehr loskommt, wenn sie mal in ihm ausgebrochen ist. Das Gegenteil ist der Fall: Die Trauer oder eben die Barmherzigkeit weicht uns auf und bereitet das Feld für die Liebe, die ihr unweigerlich folgt.

Statt ein Klagelied anzustimmen über unsere «Unfähigkeit zu trauern» (Buchtitel von Alexander Mitscherlich), will ich ein Beispiel geben, wie der Zusammenhang von Trauer und Liebe spielt: Stellen Sie sich vor, Sie seien mit einer Gruppe von dreißig Kindern in der Wüste verloren gegangen. Der Zustand der Kinder ist bedenklich, denn es fehlt ihnen an Wasser und Nahrung. Sie sind am Verdursten und am Verhungern. Ein schreckliches Bild. Die Lage ist aussichtslos, wenn jetzt nicht von außen ein Lastwagen mit Wasser und Nahrungsmitteln erscheint. Sie sind noch einigermaßen bei Kräften. Solange Sie in der Person verharren, die Ihnen so sehr vertraut ist, haben Sie zwei Möglichkeiten zu reagieren: Sie werden wütend und beklagen sich lauthals, warum nicht endlich von irgendwoher Hilfe auftaucht. Oder Sie bekommen es mit der Angst zu tun und fürchten sich davor, dass die Kinder und bald auch Sie selbst sterben werden.

Aller Wahrscheinlichkeit nach pendeln Sie zwischen diesen beiden Gefühlszuständen, und solange Sie das tun, bleiben Sie der Wut und der Angst verhaftet, und es kommt nichts in Bewegung. Aber es gibt eine dritte Möglichkeit: Sie beginnen zu trauern. Sie lassen sich berühren vom Leiden und von der Verzweiflung, die Sie umgeben und die in Ihnen selbst hochsteigen. Das Gefühl der Trauer führt unweigerlich zu Empathie. Sie empfinden Mitgefühl, Sie werden erfüllt von Mitleid und Barmherzigkeit. Diese Gefühle sind der Schlüssel zur Liebe. Wahrhaft empfundene Empathie setzt im Hirn Endorphine frei, dieser Zusammenhang ist aus der Neurowissenschaft mittlerweile gut dokumentiert. Und was Endorphine in uns freisetzen, wissen wir selbstverständlich auch: Wir werden unempfindlich für körperlichen Schmerz und fühlen uns glücklich.

Mit anderen Worten: Was sich auf der äußeren Ebene als Drama zeigt, erfüllt von Schmerz und Verzweiflung, mag sich auf der inneren Ebene in sein Gegenteil transformieren. Nie werde ich die Schreie jener Mutter vergessen, deren Kind damals tot aus dem Fluss geborgen wurde. Ich habe diese Geschichte bereits weiter vorne erzählt, um damit zu illustrieren, wie mir als Kind bewusst wurde, dass ich die Menschen anders wahrnehme, als es die meisten tun. Die Mutter nun, die herbeieilte und vom Tod ihres Kindes erfuhr, brach in ein Schreien aus, das sich akustisch von den Schreien höchster Ekstase nicht unterscheiden ließ. Die Frau war von ihren Gefühlen überwältigt und von Endorphinen überflutet. Vermutlich hätte sie die Unterscheidung zwischen Verzweiflung und Ekstase in jener Verfassung selbst nicht treffen können. Sie war außer sich. Wir sind in solchen Zuständen außer uns, die Transformation der Trauer zu Liebe spielt sich auf einer außerkörperlichen Ebene ab.

Out of Body

Der 25. März 1993 war in Athen ein klarer Wintertag. Die Griechen feiern an diesem Datum die Befreiung von den Türken, die Leute haben frei, und in Athen gibt es eine große Parade mit Panzern, Flugzeugen und viel Trara. Wir waren zusammen mit Effies Mutter in unserer Wohnung und bereiteten uns darauf vor, ins Wochenendhaus der Familie zu fahren, wo wir den Tag mit Effies Schwester Christina verbringen wollten. Wir hatten bereits unsere Mäntel angezogen und wollten fahren, um Christina zu holen. Ich setzte mich aufs Sofa, bückte mich, um mir die Schuhe zu binden, da überkam mich ein Schwindel, und ich begann seltsame Farben zu sehen. Wie gelähmt blieb ich sitzen und überließ mich dem, was über mich kam.

Effie und ihre Mutter erzählten mir später, sie seien erschrocken, doch hätten sie zugleich festgestellt, dass jede Unruhe mich stören würde. Sie dachten daran, einen Arzt zu alarmieren. Mit wenigen Bewegungen und Worten gelang es mir, sie von diesem Vorhaben abzubringen. Das Telefon stets in Reichweite, setzten sie sich in meine Nähe und ließen den Dingen ihren Lauf.

Später kam Christina als dritte Beobachterin dazu. Sie hatte sich mit Effie telefonisch verständigt und war nun zu uns gefahren. Als sie eintrat, war sie sehr beunruhigt und glaubte, mir stoße etwas Schlimmes zu. Doch sobald sie sich auf die Atmosphäre einließ, die sich in der Wohnung ausgebreitet hatte, beruhigte sie sich und wurde wie wir alle zum andächtig staunenden Beobachter von dem, was mit mir geschah. Die Frauen hatten mir Schuhe und Mantel ausgezogen und mich sachte ins Schlafzimmer getragen, wo sie mich aufs Bett legten.

In den ersten Minuten dachte ich, mein Herz versage und ich würde einen Schlaganfall erleiden. Ich trat aus dem Körper aus und schwebte irgendwo über mir. Mit diesem Zustand war ich von früheren Erfahrungen her vertraut, aber nicht mit der mühelosen Geschwindigkeit, in der es diesmal ablief. Alles geschah viel schneller, und ich wurde weiter aus mir befördert, als ich es je erlebt hatte. Gerade weil es sich zu Beginn wie ein Herzversagen anfühlte, wollte ich auf keinen Fall, dass ein Arzt geholt wurde. Der hätte mir aufgrund der äußerlich sichtbaren Symptome eine Spritze verpasst, die das Herz überfallartig dazu antreibt, weiterzuschlagen. Wenn es ein Herzversagen aber nicht war – und ich hatte je länger, je mehr Grund davon auszugehen, dass es keines war –, dann hätte eine Spritze vielleicht gerade die verkehrte Wirkung auf mich gehabt: Mein Körper wäre zu einer übersteigerten Aktivität angetrieben worden, während mein Geist ruhig darüber schwebte. Gut möglich, dass Körper und Geist unter solchen Umständen nicht mehr zusammengefunden hätten, und dann wäre ich tatsächlich gestorben.

Bald entfernte ich mich von meinem Körper in einer Weise, wie ich es zuvor noch nie erlebt hatte. Ich schwebte nun nicht mehr nur über mir im Raum, blickte also nicht mehr nur von der Decke aus auf mich und die anderen herunter. Nein, ich verließ den Raum und das Haus und schwebte über der Stadt als Ganzer. Dabei war es mir trotz Vogelperspektive auf eigentümliche Weise möglich, einzelne Personen, Klänge, Worte und Farben nahe und intensiv wahrzunehmen, und das Verrückteste dabei war, dass ich diese Wahrnehmungen den anderen mitteilen konnte. Auf physischer Ebene befanden wir uns alle im selben Raum, zugleich erzählte ich den Frauen, was draußen vorging und schilderte ihnen Einzelheiten der Parade, die an diesem Feiertag durch die Straßen rollte.

Heute würde ich nicht einmal sagen, dass ich die Stadt von oben aus der Vogelperspektive sah. Das auch. So sehr, dass ich, als Militärflugzeuge auftauchten, das Gefühl hatte, die Jets flögen durch mich hindurch. Zugleich war ich ganz unten bei den Zuschauern am Straßenrand, nahm Details des Umzugs wahr, und ich war vollständig präsent bei den Menschen, die bei mir saßen. Von Christina wusste ich, was sie dachte, noch bevor sie es aussprach. Über die Interaktion und den energetischen Austausch zwischen den drei Frauen war ich stets auf dem Laufenden, obwohl diese sich verbal nur über das Nötigste verständigten. Wenn man für diesen Bewusstseinszustand nach einer Beschreibung suchen müsste, würde man wohl am ehesten in der Quantenphysik fündig werden, wo die Rede ist von Teilchen, die nicht lokalisierbar sind und in ständiger Wechselwirkung zu anderen Teilchen stehen.

Der Geist bewegte sich mühelos und war in gewisser Weise überall zugegen. Mein Körper war zunächst wie gelähmt. Ich bewegte mich nicht, und wenn andere in meiner Umgebung es taten, war es, als würde ich mit Messern traktiert. Später wich das Gefühl der Lähmung einer umfassenden Stille, es entstand eine Atmosphäre der Glückseligkeit. Die entspannte Stille, in der ich war, teilte sich auch den anderen, die bei mir waren, ganz zwanglos mit. Wir befanden uns zusammen in einer Art Kirche oder in einem Tempel.

Selbst Christina, die sonst sehr umtriebig ist, die viel spricht und unablässig raucht, ließ sich in diese Atmosphäre sinken; sie schien die Person, die sie sonst ist, wie vergessen zu haben. Manula, meine Schwiegermutter, saß still und ergriffen auf einem Stuhl und bewegte sich kaum. Sie kannte sich mit veränderten Bewusstseinszuständen und außerkörperlichen Erfahrungen nicht aus und suchte auf ihre Weise nach einem Ausdruck für das, was sie in jenen Stunden erlebte. Sie sagte danach, ihr schien, als sei Jesus bei uns im Raum gegenwärtig gewesen.

Stunden? Als es vorbei war, als mein Körper und mein Geist wieder beisammen waren, erhob ich mich und wollte nun endlich die Schuhe anziehen, um mit den Frauen ins Wochenendhaus zu fahren. Die lachten nur. Ich war der Meinung, es seien einige wenige Minuten vergangen. Tatsächlich hatten wir neun Stunden in unserer Wohnung verbracht. So lange waren wir gemeinsam in dieser Atmosphäre gewesen. Wir hatten in dieser Zeit nichts getrunken, nichts gegessen, und wir hatten nur wenige Worte gewechselt. Es war reines Sein in einer absolut fantastischen Atmosphäre.

Zwischen sieben und neun Stunden befand ich mich in diesem außerkörperlichen Zustand, dann kehrte mein Geist allmählich in den Körper zurück. Das geschah genauso mühelos wie zuvor das Austreten. Im Gegensatz zu Menschen, die von Nah-Tod-Erlebnissen berichten, dass sie danach nicht mehr in die physische Schwere und Enge des Körpers zurückkehren wollen und es vorzögen, draußen zu bleiben, habe ich einen Antagonismus von Körper und Geist auch bei früheren Out-of-Body-Erfahrungen nie auf die Weise erlebt.

Im Körper zu sein, ist für mich eher, als würde ich mit einem Auto fahren. Solange das Auto gut funktioniert und reibungslos rollt, finde ich das prima. Und sollte mein «Fahrgestell» einmal ausfallen, dann steige ich aus und lasse es hinter mir. Zwischendurch steige ich ohnehin immer mal wieder aus, weil ich das Fahrgestell gerade nicht brauche, und dann steige ich wieder ein.

Ohne Körper könnte ich mit anderen auch nicht kommunizieren. Dazu dient uns der Körper doch als grandioses Instrument. Das Entscheidende bei einem Out-of-Body-Erlebnis ist meiner Meinung nach auch nicht das Spektakuläre des Anfangs und Endes der geistigen Reise. Ungleich bedeutender scheint mir die Atmosphäre, die eine solche Erfahrung umgibt. Und diese Atmosphäre bleibt uns auch nach der Rückkehr in den Körper erhalten. Da macht es keinen Sinn, sich später darüber zu beklagen, eingezwängt wie in einem Gefängnis in der Enge des Körpers zu sein. Zur Verdeutlichung ein Beispiel: Jemand kehrt zurück aus seinem Malediven-Urlaub und jammert zu Hause ständig darüber, nicht mehr unter südlicher Sonne im Inselparadies zu sein. Für mein Gefühl hat das weniger mit den Malediven zu tun als mit dem eigenen Verhalten und dem eigenen Nicht-zurechtkommen in der Welt. Nach solch einem Erlebnis lamentiere ich nicht, ich müsse jetzt weg von hier, um mich in die Spiritualität, in außerirdische Bereiche oder was auch immer zu begeben. Ich kann das alles hier haben – ohne «Weggehen» oder «Sehnsucht nach einer besseren Welt». Und zwischendurch gehe ich in die Ferien. Die Atmosphäre davon bleibt mir erhalten.

Mich erstaunt immer wieder, wie viele Leute, nachdem sie solche Erlebnisse gehabt haben, eilends eine neue Art von Trennung vornehmen und dadurch eine größere Dualität schaffen, als zuvor vorhanden war. Sie tun so, als ob die Ebene, welche sie in einem außergewöhnlichen Bewusstseinszustand erkundet haben, etwas anderes wäre als die Ebene, mit der sie vertraut sind.

Ich stelle mir das immer wie ein Spinnennetz vor. Wir bewegen uns den Fäden nach und stoßen auf gewisse Punkte, bei denen wir etwas Bestimmtes wahrnehmen. Jetzt können wir uns auf diese Punkte fixieren, und aus diesen paar Punkten, von denen wir Kenntnis haben, basteln wir ein eigenes Universum. Das ist natürlich verfehlt, denn in Tat und Wahrheit handelt es sich stets um ein ganzes Netz, Indras Netz, wie es in der Philosophie des Hinduismus heißt, und dieses ganze Netz ist stets als Ganzes präsent. Darum ist es falsch zu sagen, hier ist es besser, hier geschieht das Bedeutendere als dort. Für mich ist das lediglich ein Zeichen dafür, dass etwas falsch verstanden wird und etwas Wesentliches darauf wartet, integriert zu werden.

Um beim Bild zu bleiben: Dieses Netz ist das, wofür der Begriff «unendlich» steht. Es gibt in dem Ganzen kein Ende, darin entfalten wir uns ständig. Bei einer Entwicklung können wir vielleicht sagen, dass sie irgendwann einmal zu Ende geht, eine Entfaltung hingegen hört nie auf. Im Prozess der Entfaltung muss ich mich auch nicht so anstrengen, denn darin gibt es nichts Bestimmtes zu erreichen. Etwas erreichen zu wollen, wäre ja bereits wieder eine Definition und eine Festlegung auf einen bestimmten Knotenpunkt. Wenn ich mich nicht auf einen Punkt festlege, gelange ich vielleicht zu einem anderen Knotenpunkt, oder ich bleibe irgendwo zwischendrin und entwickle ein Gespür für das Netz als Ganzes. Jedenfalls ist das, was abläuft, ein fantastischer, nie endender Prozess.

Kuckuck

Jiddu Krishnamurti hatte ich bereits mehrere Male sprechen gehört in Saanen im Berner Oberland, wo der indische Weise regelmäßig im Sommer in einem Zelt vor großem Publikum Vorträge hielt. Krishnamurtis Lehre ist wunderbar radikal und erfrischend. Er betonte stets, dass es keinen Weg und keine Technik gibt, die zur Wahrheit führen. Obwohl sich um ihn seit seiner Jugend Wahrheitssucher in Scharen versammelten und er es gewohnt war, mit großer Gewissheit von ewigen Dingen zu sprechen, hat er sich zeitlebens der Rolle eines Gurus verweigert. Ob ihm das auch tatsächlich gelang, steht wieder auf einem anderen Blatt. Meiner Meinung nach entscheidet ein Lehrer der Weisheit diese Frage nicht für sich alleine. Mindestens so wichtig ist der Einfluss des Umfeldes, und das war bei Krishnamurti nicht unbedingt darauf angelegt, ohne Führung auszukommen. Dazu hat nicht zuletzt Krishnamurti selbst beigetragen, denn er konnte zuweilen sehr autoritär sein und duldete absolut keinen Widerspruch.

1975 war ich in England und fuhr nach Brokwood, wo, inspiriert durch Jiddu Krishnamurti und unter dessen Leitung, eine Internatsschule für Kinder und Jugendliche entstanden war. Da ich wusste, dass Krishnamurti zum Zeitpunkt meiner Reise persönlich zugegen war, bestand die Aussicht, dem Meister einmal aus der Nähe begegnen zu können. Auf dem Schulgelände gibt es einen großen Versammlungsraum, der ringsum von großflächigen Fenstern umgeben ist. Ich näherte mich dieser Halle vom Park her und sah, dass darin soeben ein Treffen mit Krishnamurti stattfand. Später erfuhr ich, dass es sich um eine Veranstaltung mit den Lehrkräften handelte, die sich während der Semesterferien mit Krishnamurti über Erziehungsfragen austauschten. Als dieser mich am Fenster erblickte, winkte er mir zu und deutete mir mit Gesten, den Saal zu betreten und mich zu ihnen zu gesellen. Das tat ich, worauf niemand groß reagierte.

Als die Diskussion vorbei war, traten einige der Teilnehmer zu mir und erkundigten sich, was ich hier wolle. Ich sagte, ich sei gekommen, um die Schule kennen zu lernen und mich, wenn möglich, mit Krishnamurti zu treffen. Das gehe jetzt nicht, wurde mir beschieden, da es sich bei dem Treffen um eine geschlossene Veranstaltung handele.

Später fand ich mich auf einem Gang vor dem Essraum wieder, wo die Leute darauf warteten, dass die Türen aufgingen und sie zum Mittagessen eingelassen wurden. Als es klingelte, ging Krishnamurti voraus und betrat als Erster den Esssaal. An der Wand gab es für ihn einen reservierten Tisch, wo er zusammen mit der Direktorin und der Schulleitung tafelte. Krishnamurti ging rein, drehte sich kurz, schaute um sich, erblickte mich und winkte mich zu sich. «Komm mit mir!», sagte er kurz und bestimmt. Damit nahm er mich bei der Hand und ging von dem für ihn bestimmten Tisch weg und setzte sich mit mir an einen anderen Tisch. Er sagte: «Ich will mit dir sprechen.»

Darauf war es für einen Moment im Esssaal sehr still, dann setzten sich auch die anderen. Offensichtlich war etwas geschehen, das in diesem Rahmen nicht alle Tage vorkam. Äußerlich verlief zwar alles ruhig und gesittet, doch innerlich waren die Leute aufgewühlt und verunsichert, insbesondere am Haupttisch. Eine Frau, die das mitbekommen hatte, glaubte ihre Stunde für gekommen und setzte sich zu uns an den Tisch, unmittelbar neben Krishnamurti. Dieser blickte sie kurz an und beschied ihr recht unwirsch, ihn sogleich zu verlassen.

Wir haben rund eine Stunde lang angeregt miteinander über Gott und die Welt gesprochen, Krishnamurti hat mir dabei sogar einen Witz erzählt. Während des gesamten Essens hat er mit seiner Hand meine Hand gehalten. Ich hatte zuvor noch nie jemanden gesehen, der so viel Salz und Pfeffer auf sein Essen streute. Dann sagte er: «Ich hoffe, du bleibst hier.» Ich sagte, dass das noch nicht entschieden sei. Er bestand darauf, ich müsse bleiben. Nach dem Essen nahm er mich bei der Hand und ging mit mir ins Sekretariat, wo er mich der Direktorin vorstellte, zu der er sagte: «Er muss über Nacht hier bleiben; Sie müssen sich darum kümmern, dass er bleiben kann.» Und zu mir sagte er: «Heute Abend diskutieren wir weiter.» Er habe sich sehr gefreut, mich kennen zu lernen. Dann zog er sich auf sein Zimmer zurück. Als er gegangen war, schaute die Direktorin mich an und sagte: «Tut mir Leid, wir haben für Sie kein Zimmer.» Ich verstand, dass ich gegen diesen Bescheid nichts einzuwenden hatte, und ließ die Sache auf sich beruhen.

Als ich aus dem Sekretariat trat, kam ein Schwarm von Leuten auf mich zu. Es waren jene, die mich eben noch ignoriert hatten. Nun sagten sie, wie schön es doch sei, dass ich hier anwesend sei. Niemand wusste, wer ich war, doch da ich mit Krishnamurti gegessen hatte, stand ich plötzlich weit oben auf der Stufenleiter.

Der Leiter der Schulverwaltung nahm mich beiseite und eröffnete mir, er wolle mir etwas zeigen. Er führte mich in den Keller des Hauses. Krishnamurti, der von Kindesbeinen an dazu erzogen worden war, ein Weltenlehrer und der Messias der Theosophie zu sein, hatte nach seiner Demission aus den theosophischen Ämtern stets betont, er wolle kein Guru sein. Wenn er tot sei, so hatte er vorsorglich verfügt, dann solle all die «Sache um ihn» zum Abschluss kommen.

Im Keller von Brockwood standen überall Büsten von Krishnamurti, es gab hunderte von Fotografien, in einem Archiv waren sämtliche Vorträge Krishnamurtis auf Video festgehalten. Alles lag offensichtlich dazu bereit, um einen schwunghaften Handel zu eröffnen, sobald der Mann tot war. Ich drückte dem Verwalter gegenüber mein Befremden aus und sagte zu ihm, ich sei bisher stets davon ausgegangen, Krishnamurti wolle kein Guru sein, hier unten sehe es jedoch «sehr nach Guru aus». Worauf er entgegnete: «Weißt du, Manuel, wir müssen auf den Tag vorbereitet sein, an dem er stirbt.»

Dann gingen wir wieder hoch zu den anderen. Ich saß zusammen mit einer Gruppe von Lehrern, um Tee zu trinken, und forderte sie auf, mir doch ein wenig von der Schule zu erzählen, wie das hier so vonstatten gehe. Deswegen war ich ja hergekommen. So erfuhr ich, dass sich Lehrer und Schüler bei Schwierigkeiten zusammensetzten und zu ergründen suchten, was Krishnamurti zu diesem Problem wohl sagen würde beziehungsweise wie seine Lösung aussehe. Stets hieß es: «Was würde Krishnamurti dazu sagen?» Ein Lehrer erzählte mir dazu eine Geschichte – verbunden allerdings mit der Aufforderung, sie für mich zu behalten. Diese Geschichte ist aber so wunderschön, dass ich sie einfach nicht für mich behalten kann.

In Brokwood gab es ein 16-jähriges Mädchen, das sich in einen 17-jährigen Schüler verliebte. Beide lebten im Internat und sie wurden dabei erwischt, als sie zusammen auf ihr Zimmer gingen. Natürlich war das verboten, schließlich ging es um den guten Ruf der Schule. Und der hatte nicht zuletzt auch damit zu tun, dass alle Welt davon ausging, dass Krishnamurti, das große, leuchtende Vorbild, keusch lebte und er nichts davon hielt, wenn andere sich dem Sex hingaben. Also wurde beschlossen, das Problem mit dem Meister zu besprechen, wenn dieser bei nächster Gelegenheit wieder in Brokwood war.

Drei Wochen später war es so weit ... Sogleich stürzten sich die Lehrer mit der Nachricht vom angeblichen Skandal auf Krishnamurti und suchten seinen Rat zu ergründen. Der Weise hörte ihnen zu und verlangte, sich mit den beiden Schülern allein zu unterhalten. So geschah es. Als die beiden Schüler bei ihm waren, fragte er: «Wie viel kostet ein Hotelzimmer?» Darauf steckte er dem Liebespaar fünfzig Pfund zu und forderte die beiden Verliebten auf, ihre Schäferstündchen künftig außerhalb der Schule abzuhalten, damit sich die Lehrerschaft von Brokwood nicht mehr über sie zu ärgern brauche.

Nach Jiddu Krishnamurtis Tod 1986 kamen nicht bloß die schönen Büsten, Bilder und Memorabilien zum Vorschein. Acht Jahre nach seinem Ableben erschienen auch die Memoiren von Radha Rajagopal, die sich einer staunenden Welt als intime Kennerin von Krishnamurtis Privatleben vorstellte. Der indische Weise, der angeblich keusch lebte, hatte mit Radha Rajagopals Mutter Rosalind Rajagopal jahrelang in einer geheim gehaltenen Liebesbeziehung gelebt. Als seine Geliebte schwanger wurde, zwang Krishnamurti sie zur Abtreibung. Radha Rajagopal wuchs mit ihrer Mutter und ihrem Vater auf, der von der Beziehung seiner Frau wusste, sich darüber aber ausschwieg, da er Krishnamurtis literarische Rechte verwaltete und damit einen schönen Batzen Geld verdiente. Die

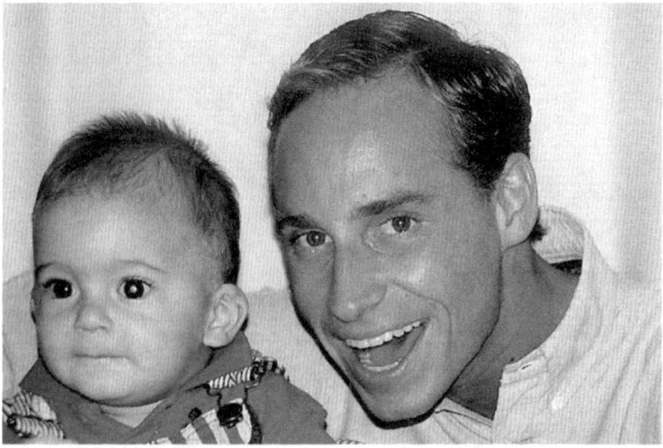

Die beiden Söhne, Fabian und Stephane.

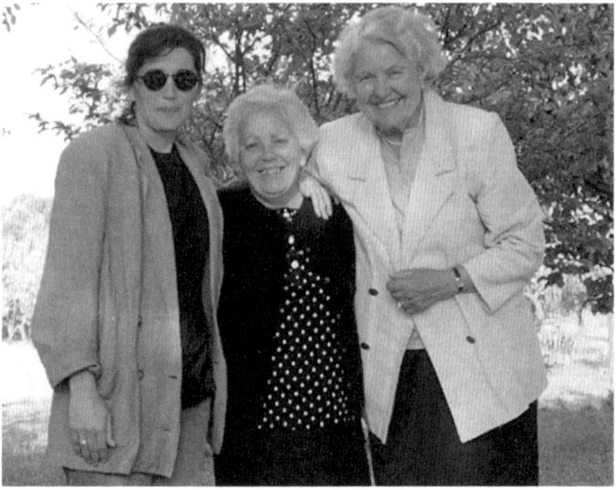

Effie Spilioti, deren Mutter Manula und Manuel Schochs Adoptivmutter Käthy in Griechenland.

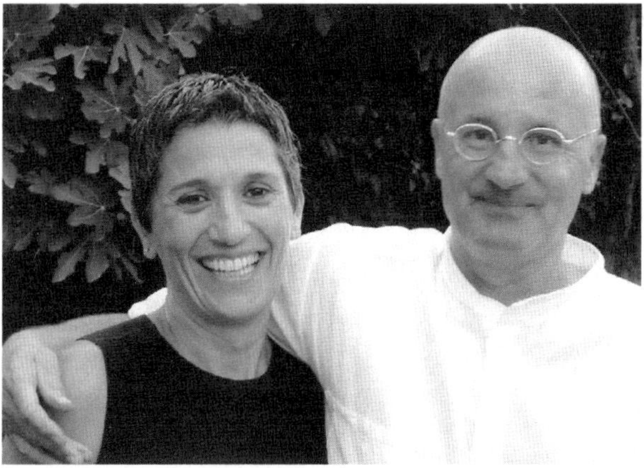

Effie Spilioti und Manuel Schoch.

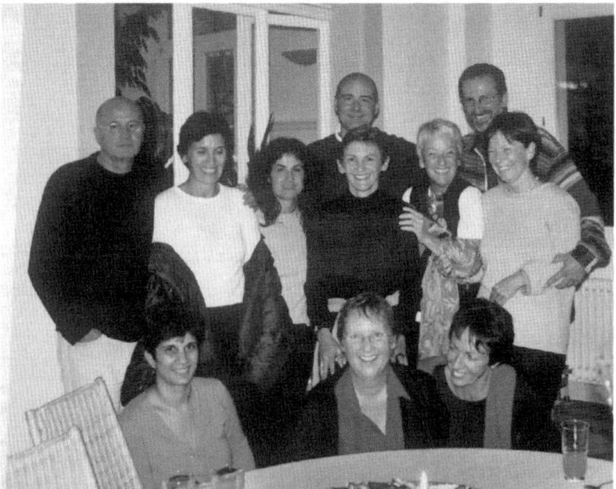

Gruppenbild aus einem Trance-Kurs in Weggis, 2003

beiden Männer waren sich über Jahrzehnte in tiefer Abneigung verbunden und machten sich gegenseitig das Leben schwer.

Das gehörte also auch zu diesem Mann und seiner im Übrigen kompromisslosen Suche nach Wahrheit. Krishnamurtis Beispiel lehrt uns, die Menschen nicht nach ihrem abstrakten und biologischen Ich zu beurteilen. Wenn dieses Ich ein derart dominanter Teil des Menschen ist, dann können wir nicht ausweichen, uns daran zu orientieren. Daneben existiert in uns jedoch eine grundlegende Weisheit – es gibt in uns einen Bezug zu etwas anderem, das weit über unsere beschränkten Vorstellungen hinausreicht. Mir ist das bereits als Kind deutlich geworden. Ich litt unter den Verhältnissen im Kinderheim, unter dem Terror der Schwestern, denen wir Kinder schutzlos ausgeliefert waren. Später kam das Elend mit der Schule, diese Ansprüche, die an mich gestellt wurden und denen ich nie und nimmer zu genügen vermochte – überhaupt, dieses Elend, wie mit Menschen und Dingen umgegangen wird. Darunter leiden wir. Das gehört zu unserem Menschsein.

Aber das ist nur eine Seite der Medaille. Auf der anderen Seite existiert ein Bereich, in dem wir diesem Druck enthoben sind, wo wir frei sind und zugleich eins mit allem. Eine Dimension jenseits von Raum und Zeit, in der wir wahrhaft aufgehoben und geborgen sind. In unserer wahren Heimat. Wir können aber nicht immer nur dort sein ... Als Mensch leben wir in einem Körper, mithin sind wir der Schwerkraft der Verhältnisse unterworfen. Wir können nicht immer nur «weg» sein, vielmehr sind wir gefordert, das Gleichgewicht zwischen diesem und jenem Bereich zu finden. Deshalb bezeichne ich Erleuchtung als eine Art Seiltanz: Wir stehen zwischen zwei Welten und müssen ein Gleichgewicht schaffen. Selbst wenn wir uns vollkommen vergeistigen und auf einer anderen Ebene identitätslos sind, bleibt uns diese Persönlichkeit aus Körper und denkendem Geist erhalten. Diese Persönlichkeit schleppen wir mit uns, bis unsere letzte Stunde schlägt.

Wir leben in zwei Welten. Natürlich kann man sich fragen, warum das so ist und wie wir in diese seltsame Lage geraten sind. Ich halte diese Frage jedoch für sinnlos. Klüger scheint mir, die Situation anzuerkennen und zu akzeptieren, dass wir in diesem Paradox leben.

Es sind zwei Welten. Ein Beispiel hierfür: Angenommen, Sie kaufen eine Uhr mit einem Pendel. Die Uhr gefällt Ihnen, da sie zu jeder vollen Stunde schlägt, wodurch Sie durch akustische

Signale an den Ablauf der Zeit erinnert werden. So eine Uhr ist eine fantastische Erfindung. Egal, wo im Haus Sie sich aufhalten – sie wird Sie stets daran erinnern, wie spät es ist. Osho (Bhagwan Shree Rajneesh) hat auf seine alten Tage hin im Ashram von Poona Kuckucksuhren anbringen lassen. Einer der Jünger bekam offiziell die Aufgabe, sich um die Uhren im Ashram zu kümmern, diese aufzuziehen und gut in Schwung zu halten. Als Oshos Leibarzt schließlich vor die versammelte Schülerschaft trat, um die Nachricht vom Ableben des Meisters zu verkünden, verbreitete sich im Saal eine drückende Stille. Dann öffnete sich irgendwo ein Türchen, und es schrie ein Kuckuck. Das brachte die Leute augenblicklich zum Geist zurück, dessentwillen sie doch beisammen waren. Oshos Schüler brüllten vor Lachen und lagen sich in den Armen.

Das Dumme an solchen Uhren ist, dass wir nach drei Monaten den Schlag der Glocke nicht mehr hören – selbst wenn es ein mechanischer Kuckuck ist, der schreit –, so sehr haben wir uns an das regelmäßige Klingeln, Läuten oder Rufen gewöhnt.

Die andere Welt besteht, ob wir uns an sie erinnern oder nicht. Sie ist mit der Welt, in der wir mit unserem Körper und dem denkenden

Geist sind, untrennbar verbunden. Wenn wir in die andere Welt gelangen wollen, müssen wir die Welt des Körpers hinter uns lassen. Dennoch bleiben wir mit der Welt des Körpers und des Denkens verbunden. Wir leben an der Grenze. Es ist auch nicht so, dass die eine Welt über die andere bestimmen würde. «Mind over matter» heißt hierzu das geflügelte Stichwort. Doch wenn ich mir beim Kochen in den Finger schneide, kehrt sich die Sache auf einmal um, und es gilt «matter over mind».

In der Welt des Körpers und der Persönlichkeit wollen wir lieben, und wir wollen geliebt sein. In der anderen Welt wissen wir, dass wir Liebe sind.

Wir sind Grenzgänger zwischen zwei Welten. Und wenn Sie unterwegs einen Kuckuck hören, so grüßen Sie ihn von mir.

Meine Familie

Am Morgen des 18. August 2006 erwachte ich zu den Klängen eines zweistimmig vorgetragenen Liedes. Effie und Fabian überbrachten mir ein Geburtstagsständchen. An diesem Tag wurde ich sechzig Jahre alt. Es war ein Freitag, tags zuvor waren wir aus Athen nach Zürich gekommen. Ich wollte meinen Geburtstag ruhig und besinnlich angehen, für den Abend hatten wir einen Tisch in einem stilvollen Restaurant am Zürichsee reserviert. Zum Essen eingeladen war ein kleiner Kreis von gut einem Dutzend Menschen, hauptsächlich Mitglieder der Familie.

Die Tatsache, dass ich jetzt sechzig Jahre alt bin, bedrückt mich nicht. Im Gegenteil. Ich finde, mein Leben bis dahin war so reich und so schön, dass alles, was jetzt noch kommen mag, mir vorkommt wie ein Sahnehäubchen obendrauf: Es muss nicht sein – nichts muss eigentlich noch sein –, und ich will es nehmen und genießen, wie es kommt, ohne irgendwelchen Erwartungen nachzuhängen. Was ich bis dahin getan habe, war gut, was noch kommt, ist eine fantastische Zugabe.

Im Verlaufe meines Geburtstags kam es zu einigen Besonderheiten, die mich hätten stutzig machen können. Im Nachhinein passte das alles gut zusammen, doch als es geschah, dachte ich mir nicht viel dabei und wunderte mich höchstens ein bisschen. Ab und zu klingelte das Telefon, das Handy von Effie allerdings weit häufiger als unser gemeinsamer Apparat. Eine Bekannte rief an, um mir zu gratulieren. Sie sagte zum Abschied, sie und ihre Kinder würden mich ja am Abend sehen. Ich hielt das für ein Missverständnis, denn ausgemacht war doch, dass beim Essen am Abend nur ganz wenige Leute dabei sein würden, und für Kinder schien mir der Anlass ohnehin wenig geeignet. Das teilte ich Effie mit, und die wollte sich drum kümmern. Von einer weiteren Bekannten erhielt ich zum Geburtstag eine Mail, und darin teilte diese mir mit, es tue ihr Leid, dass sie am Abend nicht dabei sein könne. Noch eine Person, die irrtümlicherweise glaubte, von uns zu einer Party eingeladen worden zu sein. Noch etwas war seltsam: Fabian wollte ins Kino, und als ich ihn hinfahren wollte, wie ich das eigentlich immer tue, bedeutete mir Effie, dass ich mich diesmal nicht darum zu kümmern brauchte.

Na, ja. Jedenfall war im Restaurant «Seerose» ein Tisch für eine kleine Gesellschaft bestellt, und in Griechenland hatten Effie und ich gewiss über eine Stunde zusammengesessen, um einen Plan mit der Sitzordnung zu fabrizieren. Gegen 18 Uhr setzten wir uns ins Auto und fuhren runter zum See.

Kaum waren wir unterwegs, wurde unter fadenscheinigen Gründen ein Umweg gefahren und wir kehrten um in Richtung Innenstadt. Ich erinnerte daran, dass wir im Restaurant von unseren Gästen erwartet wurden, doch das Argument verfing nicht. Schließlich war es mein Sohn, der mir gut zuredete und sagte, ich solle alles mit mir geschehen lassen, es werde schon gut kommen. Zunächst dachte ich, sie hätten ein Schiff gemietet, um mit der Gesellschaft über den See zum Restaurant zu fahren und unterwegs anzustoßen. Aber nein, das war es auch nicht. Wir stellten das Auto in einer Garage ab, die offensichtlich für uns freigehalten worden war, und zogen durch die Altstadt. Auf der Oberdorfstraße stießen wir unverhofft auf Andreas Ruch. Er stand vor dem Restaurant «Weißer Wind» und spielte auf dem Saxofon ein Geburtstagsständchen für mich.

Jetzt dämmerte es mir, dass da etwas Größeres auf mich wartete. Andi spielte weiter und ging vor uns her zum Hintereingang, wo eine Treppe hochführt zu den Sälen. Dort stießen wir zunehmend auf bekannte Gesichter, Menschen, die mich anstrahlten und offensichtlich unser Kommen erwartet hatten. Schließlich stand ich neben Effie, und vor uns sangen 240 liebe Menschen «Happy Birthday». Ich war sprachlos und überwältigt. Die längste Zeit konnte ich mich kaum fassen und wusste nicht, was tun.

Ich brauchte es auch nicht zu wissen, das Weitere ergab sich von alleine. Zunächst begrüßte ich jeden Gast einzeln: Es gab eine nicht enden wollende Folge von Umarmungen, Freude des Wiedersehens, Küsse, einen Austausch des Herzens. Meine Familie, meine Adoptivmutter, meine Schwester und ihre Familie, mein leiblicher Onkel, Effies Schwester, Brigitte, die Leute der Tune-in-Center in Athen, London und Zürich, und viele, viele Absolventen unserer Ausbildungen – sie alle waren gekommen, um mir zu gratulieren und mit mir zu feiern. Etliche mehr wären gerne auch dabei gewesen, konnten aus Platzgründen aber nicht dabei sein. Dieses Fest war von langer Hand und mit viel Liebe mehr als ein Jahr lang vorbereitet und an mir vorbeigeschmuggelt worden. Die Überraschung war vollkommen und wunderbar gelungen. Intuition? Hatte ich vorab etwas geahnt, habe ich irgendwie gewusst, was da auf mich zukam? Nicht das Geringste! Ich sage ja immer: Wenn ein Medialer in diesen Dingen gut ist, dann hat er eine Trefferquote von siebzig Prozent. Mehr ist einfach nicht drin. An meinem sechzigsten Geburtstag habe ich meine dreissig Prozent Versagen eingezogen, und das war bestimmt auch gut so. Ich konnte einfach da sein und genießen.

Meine Schwester Jetti überraschte die Anwesenden mit einem pfiffig kommentierten, reich illustrierten Rückblick auf die ersten sechzig Jahre meines Lebens. Unglaublich, was sie da alles zusammengetragen hatte. Eine Auswahl der Bilder erscheint in diesem Buch. Fabian stand mit einer Gruppe von Jungs und Mädchen auf der Bühne und intonierte einen Song, den sie mit Phil Hochhauser, dem Leiter von Tune in London, einstudiert hatten.

Und das war noch nicht alles. Der kulturelle Höhepunkt des Abends stand noch aus. Als auf der Bühne die Mikrofone umgestellt wurden, kam mir einer der Männer, die damit beschäftigt waren, doch ziemlich bekannt vor. War das nicht David Cousins von den Strawbs? Ich habe diese Band seit meiner Zeit in England geliebt und deren Schaffen mit Begeisterung verfolgt. Und tatsächlich: Der Vohang ging auf, und dort vorne saßen sie und spielten – für mich! The Strawbs exklusiv und live in Zürich zu meinem Geburtstag. Ich kann es heute noch kaum fassen, dass mir von den versammelten Gästen dieses wunderbare Geschenk gemacht worden ist. Irgendwann auf den Morgen zu stand ich dann selber auf der Bühne und drückte mit bewegten Worten meinen Dank aus.

Sechzig Jahre zuvor war ich als unerwünschtes Kind zur Welt gekommen. Eine Familie gab es für mich nicht. Stattdessen Drohungen und Schläge, den Schrecken eines Kinderheims und nachts gelegentlich den Besuch einer unfassbaren Lichtgestalt, deren bloße Anwesenheit mich tröstete. Später gab es für mich eine Familie. Ich habe mich mit ihr nicht leicht getan. Auch mein erster Versuch, eine eigene Familie zu gründen, stand unter keinem guten Stern.

Das ist lange her. Zu meinem sechzigsten Geburtstag hatten sich 240 Menschen verschworen. Sie folgten einem Impuls und kamen auf geheimnisvollen Wegen in Zürich zusammen, um mit mir zu feiern. Mit jedem dieser Menschen weiß ich mich im Herzen verbunden. Meine Familie. Eine Gemeinschaft, deren Reichtum an Lebensfreude und Herzensqualitäten an diesem Abend für jeden sichtbar erstrahlte.